医药科普丛书

一本书读懂
便　秘

主编　柳越冬

中原农民出版社
·郑州·

图书在版编目(CIP)数据

一本书读懂便秘/柳越冬主编.—郑州:中原农民
出版社,2016.6(2018.8 重印)
(医药科普丛书/温长路主编)
ISBN 978-7-5542-1421-3

Ⅰ.①一… Ⅱ.①柳… Ⅲ.①便秘-防治-问题
解答 Ⅳ.①R574.62-44

中国版本图书馆 CIP 数据核字(2016)第 088094 号

一本书读懂便秘

YIBENSHU DUDONG BIANMI

出版:中原农民出版社

地址:河南省郑州市经五路 66 号　　　　**邮编**:450002

网址:http://www.zynm.com　　　　**电话**:0371-65751257

发行:全国新华书店

承印:新乡市天润印务有限公司

投稿邮箱:zynmpress@sina.com

医卫博客:http://blog.sina.com.cn/zynmcbs

策划编辑电话:0371-65788653　　　　**邮购热线**:0371-65724566

开本:710mm×1010mm　1/16

印张:5.75

字数:88 千字

版次:2016 年 6 月第 1 版　　　　**印次**:2018 年 8 月第 2 次印刷

书号:ISBN 978-7-5542-1421-3　　　　**定价**:15.00 元

本书如有印装质量问题,由承印厂负责调换

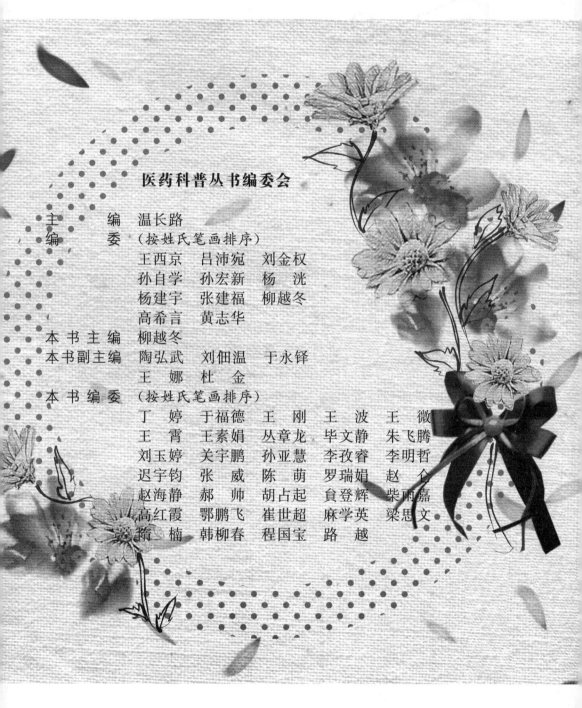

内容提要

　　我们大多数人都受过便秘的困扰,便秘也是我们身体健康的一个无形杀手。为了帮助患者及家属,特请长期从事肛肠疾病研究、临床经验丰富的专家,以问答的形式、通俗的语言向大家介绍便秘的相关知识。书中所提出的问题都是患者最关心、最常见、最具代表性的。全书详细介绍了大便是健康的资料库、便秘的自我诊治、便秘的并发症、中医治疗便秘、便秘的"时髦"疗法、正确选择泻药、手术帮您解决便秘、便秘患者的三餐、不要钱的通便秘诀等。愿本书能为您解决便秘的痛苦,助您快乐地生活!

再序

一套丛书，两年间出版了 24 种，不仅被摆放在许多书店的显眼位置，有不错的卖点，而且还频频在各类书展中亮相，获得读者的好评。2014 年 2 月，其中的 19 种已通过手机上线阅读，把它带进了更广阔的空间……这些信息既让我高兴，也使我惊讶：一个地方性的出版社能有如此之光彩，可见其决策者运筹之精、编辑人员付出之多、市场运作人员对机缘的把握之准了。在平面出版物不断受到冲击的今天，这是不是应当引起关注和研究的一个现象呢！百姓的需求是最大的砝码，读者的喜爱是最好的褒奖，中原农民出版社不失时机地组织专家又编写出一批后续书目，并将于 2014 年 7 月起陆续推出。作为这套丛书的主编，我抑制不住内心的冲动，提笔写下这段话，以为这套丛书的高效繁衍鼓劲、助力！

继续推出《医药科普丛书》的意义，起码有三点是可以肯定的：

一是，为国民健康素养的提高提供食材。2012 年，我国居民的基本健康素养水平只有 8.8%，处于比较低的层次，与中国的大国地位和整体国力很不适应。2014 年 4 月，国家卫生和计划生育委员会在《全民健康素养促进行动规划（2014-2020）》中提出了 5 年后要将这个水平提高到 20% 的目标，这既是一项利国利民的大事，也是一项涉及诸多方面的艰巨任务。作为医学科学工作者，最方便参与、最有可能做到的就是利用自己的知识、智慧和创造性劳动，在向受众提供诊疗服务的同时，进一步加大对医学知识普及的广度、深度、力度和强度，通过讲健康知识、写科普作品，面传心授，身体力行，用群众喜闻乐见的形式向他们传播科学的生活理念和生活方式。《医药科普丛书》的承载中，就包含有这样崇高的使命。

二是，为医疗制度改革的顺利进行拓宽思路。我国正在进行的医疗制度改革，事关国计民生。疾病谱的快速变化、老龄化的日趋突出，困扰着未来世界的发展，也困扰着社会的安宁。美国的人均年医疗经费投入已高达 8 700 美元（占美国 GDP 的 17.7%，是全球总投入的 1/4），而国民健康水平（发病率和人均寿命）在世界卫生组织 191 个国家的排名中却一直徘徊在第 18～20 位。我国虽然在过去短短几十年时间就完成了西方国家一二百年才完成的转变,但同时也存在着发展中国家所面临的疾病和健康的双重负担。如不及早干预,未来国家 GDP 的 1/4 将用于医疗。要解决十几亿人口的健康问题,必须寻找一条符合我国国情的路子,用李克强总理的话说,就是用中国式的方法去解决世界难题。《医药科普丛书》的承载中,也包含着这样积极的因子。

三是,为健康服务业的发展增添动力。2013 年 10 月,国务院正式出台了《关于促进健康服务业发展的若干意见》(以下简称《意见》),要求充分调动社会力量的积极性和创造性,扩大供给,创新发展模式,促进基本和非基本健康服务协调发展,力争到 2020 年,基本建立覆盖全生命周期、内涵丰富、结构合理的健康服务业体系。《意见》中提出的今后一个时期发展健康服务业的八项任务,体现在治疗、预防、保健、康复的各个层面,如何实现对疾病干预的前移,树立超前的健康管理意识,是重中之重的工作。它对降低发病率、减少疾病痛苦、节约卫生资源、增加健康指数、增强国力都有不可估量的作用。围绕这一理念,在健康预测、健康评估、健康教育、健康维护、健康干预等领域大有作为。《医药科普丛书》的承载中,还包含了这样有益的探索。

《医药科普丛书》的作者,都是各个学科的专家,资质是完全可以放心的。已经出版的 24 种书,传播了健康的正能量,产生了较大的影响,这是应当肯定的主旋律。仔细阅读就会发现,有的书文笔老到,深入浅出,趣味引人,出自长期从事科普的高手;有的书,墨花四溅,激情横溢,单刀直入,出自牛刀初试的新秀。越来越多的医学工作者爱科普、做科普,成为学术与科普并举的双重能手,是一种值得称道的好现象。学术与科普,既是可以互相渗透、互相促进,命运密不可分的同宗学问,又是具有不同个性特点的两个领域,如何在二者之间找到恰当的切合点、交融处,是文化和科学传播中需要认真探索和努力解决的问题。建议丛书的后续作品,进一步处理好政治与学术、文化与科学、中医与西医、创新与普及、养生与养病、偏方与正方、食养与食疗、高雅与通俗、书本与实用、引用与发挥等关系,立足基层、立足老百姓的实际需求,以指导大众健康生活方式的建立、养生理念的形成和常见病、多发病的防治方法为主,兼顾不同人群的不同需求,采取多样性的形式,有针对性地为民众提供科学、有用、有理、有趣的知识和技能,成为他们追求健康、幸福人生的好帮手、好朋友。

　　以上这段话,是感慨之中一气呵成的,充以为序,以与作者、编者、读者共勉吧!

2014 年 6 月 6 日　北京

人类疾病谱虽然不断发生着变化，但常见病依然是影响健康长寿的最主要因素。以最多见的慢性病为例，心脑血管疾患、恶性肿瘤、呼吸系统疾病、糖尿病每年的死亡人数分别为 1 700 万、760 万、420 万、130 万，占世界死亡人数的 85％左右，其中有 30％的死亡者年龄还不足 60 岁。我国的情况也不乐观，政府虽然逐年在增加医疗投资，但要解决好十几亿人口的健康问题，还必须循序渐进，抓住主要矛盾，首先解决好常见病的防治问题。如何提高人们对健康的认知、对疾病的防范意识，是关系国计民生的紧迫话题，也自然是医药卫生工作者的首要任务。

2009 年 10 月，在长春市召开的庆祝新中国成立 60 周年优秀中医药科普图书著作奖颁奖大会上，中原农民出版社的刘培英编辑提出了要编纂一套《医药科普丛书》的设想，并拟请我来担任这套丛书的主编，当时我就表示支持。她的设想，很快得到了中原农民出版社领导的全力支持，该选题被列为 2011 年河南省新闻出版局的重点选题。2010 年，他们在广泛调查研究的基础上，筛选病种、确定体例、联系作者，试验性启动少量作品。2011 年，在取得经验的前提下，进一步完善编写计划，全面开始了这项工作。在编者、作者和有关各方的通力合作下，《一本书读懂高血压》《一本书读懂糖尿病》《一本书读懂肝病》《一本书读懂胃病》《一本书读懂心脏病》《一本书读懂肾脏病》《一本书读懂皮肤病》《一本书读懂男人健康》《一本书读懂女人健康》《一本书读懂孩子健康》《一本书读懂颈肩腰腿痛》和《生儿育女我做主》12 本书稿终于脱颖而出，在龙年送到了读者面前。今年，《一本书读懂失眠》《一本书读懂过敏性疾病》《一本书读懂如何让孩子长高》《一本书读懂口腔疾病》又和大家见面了，这的确是一套适合普通百姓看的科普佳作。

在疾病的防治方法上，如何处理好中西医学的关系问题，既是个比较敏感的话题，又是个不容回避的问题。我们的态度是，要面对适应健康基本目的和读者实际需求的大前提，在尊重中西医学科各自理念的基础上，实现二者的结合性表述：认知理念上，或是中医的或是西医的；检查手段上,多是西医的;防治方法上,因缓急而分别选用中医的或西医的。作为这套书的基本表述原则,想来不必羞羞答答,还是说明白了好。毋庸遮掩,这种表述肯定会存在这样或那样的不融洽、不确切、不圆满等不尽如人意处,还需要长期的探索和艰苦的磨合。

东方科学与西方科学、中医与西医,从不同的历史背景之中走来,这是历史的自然发展。尽管中医与西医在疾病的认识上道殊法异,但殊途同归,从本质上看,中西医之间是可以互补的协作者。中西医之间要解决的不是谁主谁次、谁能淘汰谁的问题,而是如何互相理解、互相学习、互相取长补短、互相支持、互相配合的问题。这种"互相"关系,就是建立和诠释"中西医结合"基本含义的出发点与归宿点。人的健康和疾病的无限性与医学认识活动的有限性,决定了医学的多元性。如果说全球化的文化形态必然是不同文化传统的沟通与对话,那么,全球时代的医疗保健体系,必然也是不同医疗文化体系的对话与互补。当代中国医疗保健体系的建立,必然是中西医两大医学体系优势互补、通力合作的成果。中西医长期并存、共同发展,是国情决定、国策确立、国计需求、民生选择的基本方针。从实现中华民族复兴、提高国民健康素质和人类发展进步的共同目标出发,中西医都需要有更多的大度、包容、团结精神,扬长避短,海纳百川,携手完成时代赋予的共同使命。医学科普,是实现中西医学结合和多学科知识沟通的最佳窗口和试验田。不管这一认识能不能被广泛认可,大量的医学科普著作、养生保健讲座实际上都是这样心照不宣地进行着的,无论是中医的还是西医的。

世界卫生组织称,个人的健康和寿命60%取决于自己、15%取决于遗传、10%取决于社会因素、8%取决于医疗条件、7%取决于气候的影响,这就明确告诉我们,个人的健康和寿命,很大程度上取决于自己。"取决"的资本是什么? 是对健康的认知程度和对健康正负因素的主动把握,其中最主要的就是对疾病预防问题的科学认识。各种疾病不仅直接影响到人的健康和生活质量,而且严重影响到人的生存状况和寿命。我国人均寿命从新中国成立之始的35岁升高到2005年的73岁,重要原因之一就是疾病防治手段不断得到改善和提高。如果对疾病防控的技术能够再提高一些,这个数字还有上升的余地。摆在读者面前的这套《医药科普丛书》,就是基于这种初衷而完成的,希望读者能够喜欢它、呵护它、帮助它,让它能为大家的健康给力!

新书出版之际,写上这些或许不着边际的话,权以为序。

陆书鹏

2013 年春　于北京

大便是健康的资料库

1 粪便是如何形成的 …………………………………… 1

2 排便有哪些生理功能 ……………………………… 2

3 什么是抑便机制 …………………………………… 3

4 什么是排便机制 …………………………………… 3

5 什么是便秘 ………………………………………… 4

6 便秘患者去医院就诊时医生会问哪些问题 ……… 4

7 便秘患者一般医生会让做什么辅助检查 ………… 5

8 便秘可分哪几种类型 ……………………………… 7

9 便秘的原因有哪些 ………………………………… 7

10 便秘患者会出现哪些症状 ………………………… 10

11 小儿出现便秘有哪些症状 ………………………… 11

12 小儿便秘的原因有哪些 …………………………… 11

13 小儿可用泻药吗 …………………………………… 12

14 便秘对青少年的影响有哪些？如何应对 ………… 13

15 孕妇出现便秘的原因有哪些 ……………………… 14

16 孕妇便秘有哪些症状 ……………………………… 15

17 孕妇便秘要注意什么？如何调理 ………………… 15

18 老年人出现便秘的原因有哪些 …………………… 16

19 老年人便秘会有哪些表现 ………………………… 16

20 便秘对老年人有哪些影响？要如何应对 ………… 17

便秘的自我诊治

1 什么是出口梗阻型便秘 ················· 19
附：出口梗阻型便秘的临床诊断标准及疗效标准 ········ 24
2 什么是慢传输型便秘 ················· 27
附：慢传输型便秘的临床诊断（参照罗马Ⅲ标准） 28
3 什么是混合型便秘 ················· 28
4 什么是肠易激综合征便秘 ················· 30
附：便秘的临床症状疗效评价标准 ·············· 32

便秘的并发症

1 便秘为什么会并发心脑血管疾病呢 ·········· 36
2 便秘还会并发老年痴呆症吗 ·············· 36
3 便秘为什么能并发肛周疾病 ·············· 37
4 便秘可以并发肠癌吗 ················· 37
5 便秘会并发哪些肝脏疾病 ··············· 37
6 便秘会并发女性月经紊乱吗 ·············· 38
7 长期便秘会并发面部色斑吗 ·············· 38
8 长期便秘还会并发心理障碍疾病吗 ·········· 38

中医治疗便秘

1 便秘的中药疗法有哪些 ················· 39
2 祖国医学的其他疗法有哪些 ·············· 40

便秘的"时髦"疗法

1 生物反馈疗法是如何治疗便秘的 ··········· 43
2 大肠水疗能治疗便秘吗 ················· 43

3 地尔水洗机为什么能治疗便秘呢 …………… 44

4 灌肠法也可以治疗便秘吗 ……………… 44

5 红外线凝结疗法如何治疗便秘 …………… 45

6 理磁疗法能治疗便秘吗 ……………… 45

正确选择通便药

1 什么是容积性导泻药 ……………… 46

2 容积性导泻药常用的有哪些 …………… 47

3 什么是刺激性导泻药 ……………… 48

4 刺激性导泻药常用的有哪些 …………… 49

5 什么是渗透性导泻药 ……………… 51

6 渗透性导泻药常用的有哪些 …………… 51

7 什么是胃肠动力剂 ……………… 52

8 胃肠动力剂常用的有哪些 …………… 52

9 什么是润滑性导泻药 ……………… 53

10 润滑性导泻药常用的有哪些 …………… 53

11 长期用泻药要注意些什么 …………… 56

手术帮您解决便秘

1 手术前要注意什么 ……………… 57

2 手术前如何饮食 ……………… 57

3 手术前肠道如何清洁 ……………… 57

4 手术前术区要准备什么 …………… 58

5 手术前如何用药 ……………… 58

6 手术前检查有哪些 ……………… 58

7 手术后如何饮食 ……………… 58

8 术后疼痛怎么办 ……………… 59

9 术后生活起居要注意什么 …………… 59

便秘患者的三餐

1　便秘患者如何选择主食 ……………………………… 60

2　便秘患者如何选择蔬菜类 …………………………… 60

3　便秘患者如何选择水果类 …………………………… 60

4　糖尿病的便秘患者吃点什么好 ……………………… 61

5　血脂高的便秘患者吃点什么好 ……………………… 61

6　心肌梗死的便秘患者吃点什么好 …………………… 61

7　高血压的便秘患者吃点什么好 ……………………… 61

8　胃下垂便秘患者吃点什么好 ………………………… 62

9　气虚便秘患者吃点什么好 …………………………… 62

10　血虚便秘患者吃点什么好 …………………………… 63

11　阴虚便秘患者吃点什么好 …………………………… 63

12　阳虚便秘患者吃点什么好 …………………………… 64

13　热秘患者吃点什么好 ………………………………… 64

14　气滞便秘患者吃点什么好 …………………………… 65

15　痔疮出血的便秘患者吃点什么好 …………………… 65

16　有肛裂的便秘患者吃点什么好 ……………………… 65

17　咳喘便秘患者吃点什么好 …………………………… 65

18　中老年便秘患者吃点什么好 ………………………… 66

19　长期吃保健品可以帮助排便吗 ……………………… 66

20　儿童便秘的食疗有哪些 ……………………………… 66

21　膳食纤维如何帮助缓解便秘 ………………………… 67

22　便秘患者不宜吃哪些食物 …………………………… 67

不要钱的通便秘诀

1　调整饮食能减少大便在肠道停留的时间吗 ………… 68

2　改善肠道环境就能活出健康,活得长寿吗 ………… 68

3　提肛锻炼是便秘的养生绝招吗 ……………………… 69

4 膈肌锻炼能让肠道通畅吗 …………………………… 69

5 腹肌锻炼能提升排便力吗 …………………………… 69

6 按摩腹部能促进排便吗 ……………………………… 69

7 按摩腰骶部能促进排便吗 …………………………… 70

8 按摩四肢能促进排便吗 ……………………………… 70

9 养成良好的排便习惯是解决便秘最好的方法吗 ……… 71

10 如何喝水能改善便秘症状 ………………………… 71

11 作息时间规律有利于缓解便秘吗 ………………… 71

12 便秘的最好治疗方法是放松心态吗 ……………… 72

13 如何用药膳调理便秘 ……………………………… 72

大便是健康的资料库
· · · · · · · ■■■■ · · · · · · ·

在现代社会,越来越多的人出现了便秘的问题;同时,越来越多的医学证据告诉我们,"老化由肠道开始""肠道照顾好,百病不来找""大便是健康的资料库"。然而,很多人对便秘却不是很了解,自己的大便也都不太看就把它冲走了。那么什么是便秘,便秘又有哪些原因、表现,有哪些伴随症状,对人们生活有哪些影响,如何让"方便"更方便? 请大家跟着本书一起了解便秘的秘密吧。

1 粪便是如何形成的

无论您吃的是山中走兽云中燕,还是陆地牛羊海底鲜,首先都要通过口腔内咀嚼和搅拌,通过物理作用来初步对食物进行消化;此时口腔内由唾液腺分泌的唾液中含有的唾液淀粉酶,对食物中淀粉(通称碳水化合物)开始进行初步的化学消化;接着食团通过咽喉吞咽,再经过食管进入胃;食团在胃内由胃的运动以及胃黏膜腺体分泌的胃淀粉酶、胃蛋白酶进行充分混合和消化形成食糜,并送入十二指肠到达小肠;小肠是食物消化、吸收的最重要场所,肝脏和胰腺分泌的消化液,如胆汁和胰液中的各种食物消化酶通过胆总管排入十二指肠,然后在小肠内与食糜混合,消化食物中的淀粉、蛋白质、脂肪。食物被消化成的营养物质,由大面积的小肠黏膜进行吸收,以提供身体的日常能量需求。当食物中大部分营养成分在小肠内被吸收后,剩余的食糜进入结肠,经结肠内的细菌分解发酵,合成的维生素 K 和 B 族维生素被结肠黏膜吸收,同时水和一些无机盐也被吸收,结肠每日吸收水分多达 2 500 毫升,此种吸收功能大多在升结肠进行。留下的食物残渣如未消化的食物纤维等、夹杂的大量细菌和代谢产物就形成粪便,其中细菌约占粪便固体总量的 25％。随着结肠的运动,把粪便缓慢推入直肠,最后由肛门排出体外。由于胆汁中的胆红素在回肠末端和结肠经细菌作用形成粪胆素,粪胆素是棕黄色的,所以正常的粪便一般呈棕黄色。

所以说,您所品味的珍馐的旅程即是粪便的形成过程,在整个消化道的一系列共同作用下,来完成对食物营养成分的消化、吸收,并通过食物残渣的形式来排出无用的成分和有毒的物质。因此,正常的粪便形成和排出对于维持人体正常的生理功能是十分重要和必需的。

2 排便有哪些生理功能

人体排便是一项协调运动,不仅依赖着结肠运动的调控,而且依赖着平滑肌、神经系统、化学系统的调控。而人体的排便控制主要依赖着直肠、肛门内括约肌、肛门外括约肌、耻骨直肠肌、肛提肌复合体和肛周的结缔组织系统的系统协调。排便生理过程是人体中一系列复杂而协调的生理反射活动,需要有完整的肛门直肠神经结构、肛门括约肌群、排便反射的反射弧和中枢的协调控制能力,缺一不可。

首先,我们来了解一下结肠的运动及其调控。结肠的功能主要以吸收水分为主,在肠道菌群的作用下将肠内容物降解并排送到结肠远端形成粪便。结肠对肠内容物进行混合、搅拌,推送粪便,使之充分吸收水分、电解质及降解产物;储存粪便;激发排便反射。结肠的运动有袋状往返运动、分节推进运动、多袋推进运动和蠕动及集团运动等形式。袋状往返运动通过使肠内容物在结肠内来回运动,有助于营养物质的充分吸收,推进运动和蠕动使肠内容物向前移位,集团运动实质是强烈的多袋式运动或蠕动,表现为巨大移行性收缩,能将粪便以较快的速度向乙状结肠推进,甚至到达直肠。

其次,我们再来了解控制排便的生理。参与排便控制的主要组成有直肠、肛门内括约肌、肛门外括约肌、耻骨直肠肌、肛提肌复合体和肛周的结缔组织系统。

●直肠的功能为储存粪便并感受扩张,结肠内容物进入直肠依赖于乙状结肠的运动,乙状结肠中粪便达一定容积时可排入直肠壶腹使其扩胀。当直肠内粪便容积增加时,直肠呈适应性松弛,储存更多的粪便,直到适当时机再排出体外。

●肛门内括约肌可使肛管处于关闭状态,维持肛管腔内的较高压力,是控制排便的重要压力屏障。当直肠扩张诱发直肠肛管抑制反射产生便意时,肛门内括约肌反射性弛缓,肛管上部开放,直肠内容物下排与肛管上部黏膜接触,并反射到高级中枢,决定是否发出排便动作。

●肛门外括约肌主要的反射活动是收缩,其收缩程度随腹内压的改变而改变,具随意性,是抑制排便的主要因素。

●耻骨直肠肌的收缩与肛门外括约肌是同步的,能保持肛管和直肠之间的角度,可防止固体粪便通过。

3 什么是抑便机制

在抑制排便的机制中,由于肛门直肠存在两个生理弯曲,即乙状结肠——直肠角和肛门直肠角,使直肠处于折叠状态,阻碍肠内容物的下降,起到门阀的作用,同时肛门内外括约肌均处于收缩状态,肛管形成高压带,防止粪便进入肛管,形成自动抑便过程。一旦直肠扩张诱发直肠肛管抑制反射,粪团进入肛管,激活肛门外括约肌感受器,如果条件不允许,则可在意识的控制下主动收缩肛门外括约肌,使粪团上移,达到主动抑便的目的。

4 什么是排便机制

在排便的机制中,当直肠扩张容积增大时,首先仍诱发直肠肛管抑制反射,在肛门内括约肌反射性松弛的同时,神经冲动传至中枢神经产生便意和排便冲动,如果条件许可,启动排便机制,关闭声门,膈肌下降,腹肌收缩,腹内压升高,肛提肌群收缩,减少粪便下排阻力,同时肛门外括约肌收缩使消化道远端关闭,抑制结肠节段性收缩,粪块下移加快；当粪便进入直肠后，肛提肌群松弛，直肠肛管角变直，会阴下降，粪便继续下移，最后肛门外括约肌松弛，粪块排出体外。

综合以上，排便生理过程是人体中一系列复杂而协调的生理反射活动，需要有完整的肛门直肠神经结构、肛门括约肌群、排便反射的反射弧和中枢的协调控制能力，缺一不可。

5 什么是便秘

虽然说排便是每个人都必须进行的生理行为，但是每个人的排便习惯和时间各不相同，当排便次数明显减少，2～3 天或更长时间

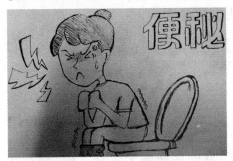

排 1 次，或每次排便时间延长，或出现排便困难的病理现象即为便秘。从现代医学角度来看，它不仅是一种具体的疾病，也是多种疾病的一个症状。

如果正常的排便反射经常被抑制，就逐渐使直肠对粪便的压力刺激失去正常的敏感性。粪便在大肠中停留过久，会因过多的水分被吸收而变得干硬，结果不易排出，这是产生便秘的最普遍的原因之一。

排便有个体性差异，正常人每天排便 1～2 次，大多数人每天排便 1 次。有些人虽然每天都会排便 1 次，但排出时困难，也属于便秘。但有的人 2 天排便 1 次，每次排便很顺畅，无排便困难及其他不适症状，就不属于便秘的表现。对便秘的诊断应包括：便秘的病因（和诱因）、程度及便秘类型诊断。诊断方法包括病史、体格检查、有关的化验、影像学检查和特殊的检查方法。

6 便秘患者去医院就诊时医生会问哪些问题

医生要详细了解病史，包括有关便秘的症状及病程，胃肠道症状，伴随症状和疾病，以及用药情况。要注意有无报警症状（如便血、

消瘦、发热、黑便、腹痛等）；便秘症状的特点（便次、便意、是否困难或不畅以及粪便的性状）；和病因有关的病史，如肠道解剖结构异常或系统疾病，以及药物因素引起的便秘；精神、心理状态及社会因素。

7 便秘患者一般医生会让做什么辅助检查

如果您到医院就诊治疗便秘，可能医生会让您做一系列的特殊检查，它们之所以特殊，是因为它们的部位比较特殊，或者是因为有的检查方式、检查机器特殊，抑或者是它们是了解您便秘根本原因的独特方法。

便秘常用的检查方法有直肠指检、肛门镜和纤维结肠镜检查、X线检查（钡餐检查）、排粪造影检查、结肠传输试验、肛管直肠压力测定、肛门肌电图检查、球囊排出试验等。

（1）肛门直肠检查：

●视诊。有无肛门畸形、肛瘘、肛裂、肛周炎症、血迹等。

●直肠指检。能帮助了解粪便嵌塞、痔病、肛门狭窄、直肠脱垂、直肠肿块等，也可以了解肛门括约肌功能状况。

●肛门镜检查。内痔、低位直肠肿块均可窥及。还可以观察直肠黏膜有无堆积、充血、水肿、溃疡等。直肠指检是医生用手指在患者肛门内进行触诊。而肛门镜检查是在直肠指检后常规进行的检查。肛门镜检查并不痛苦，仅有一些憋胀感。在做检查时，您需要侧卧位或者是胸膝位跪在检查床上，您所需要做的是放松心情，放松肛门，深呼吸，然后由医生行肛门镜检查，时间为1～2分钟。这两种方法在肛肠疾病诊治过程中具有十分重要的作用，多种肛门和直肠疾病可依此确诊；同时直肠指检和肛门镜检查也是最经济、最实用的检查方法，具有较强的直观性和可靠性，可为进一步的治疗提供依据。

（2）纤维结肠镜：如果有暗红色血便、黏液便、脓血便；或反复交替出现排便习惯改变，如腹泻与便秘交替出现；或不明原因腹痛；或胃肠造影异常等表现，这时就需要做纤维结肠镜检查。纤维结肠镜检查能顺次地、清晰地观察回盲部黏膜状态、结肠、乙状结肠、直肠、肛管，而且可以进行活体的病理学和细胞学检查。但是出现以下情况者禁止行纤维结肠镜检查:①严重心肺功能不全。②急性消化道炎症。③急性消化道出血。④近期胃肠道手术。⑤肛门狭窄。⑥妊娠期、月经期。行纤维结肠镜前您可能会被告知做以下准备工作:检查前一天清淡饮食,少食纤维食品,消除顾虑。检查当天早晨进行肠道准备。常用的方法有大肠水疗,口服甘露醇、硫酸镁、聚乙二醇电解质散、番泻叶等。检查时需右侧卧位,然后由医生进行检查。如果您十分害怕,可以提前预约无痛纤维结肠镜,由麻醉师进行基础麻醉后,再行纤维结肠镜检查。整个检查过程需要5～20分钟。

(3)X线检查(钡餐检查):排粪造影检查是一种新兴的检查方法,通过向患者直肠注入造影剂,模拟患者在排便时,对肛管直肠部及盆底进行动静态观察的一种X线检查方法,既能发现大肠的器质性病变,更能显示肛门直肠部的功能性异常,是一种比传统的钡餐灌肠、内镜检查更为敏感的检查方法。

(4)结肠传输试验:是在早餐时随试验餐吞服一粒小胶囊,内含20个不透X线的标志物,相隔一定时间后(例如在服标志物后8小时、24小时、48小时、72小时、5天、7天)拍摄腹部X线片。医生会根据腹部X线片上标志物的分布判定便秘的类型,它是便秘分型的一种主要检查方法。这项检查需要在检查前3天进行准备:停用一切影响消化道功能的药物,每天食物需含14克左右纤维,保持正常生活习惯不改变。对于多天未解大便的患者待便后再行检查,因为在检查期间不能进行任何的灌肠或口服泻药。

(5)肛管直肠压力测定:是了解您内外括约肌功能的一项检查,它可以检测肛门肌肉的压力及直肠的感知功能和直肠壁的顺应性等,可判定肛门压力和感觉功能是否异常,它也是便秘分型的一种检测方法。检查前需要排净大小便,医生不会在检查前进行肛门指诊、镜检、灌肠等检查,因为这样可能会影响检查结果。

(6)肛门肌电图检查:应用肌电仪记录肌肉在放松和收缩时的生物电活动同时监听声音变化,结合神经传导速度测定,可确定神经、肌肉功能状态的检查方法,诊断神经肌肉病的临床意义非常大。通过病理状态下,发生相应的肌电图变化,协助诊断和鉴别诊断。

(7)球囊排出试验:是肛门有无排出障碍的筛选试验。将球囊置于直肠壶腹部,然后向球囊内注入不同容量的温水或气体,令受检者尽快将球囊排除,正常人很容易排出 50 毫升体积的球囊,一般正常者在 5 分钟内排出。而慢传输型便秘患者则只能排出较大体积的球囊,甚至当球囊充至 200 毫升以上方能将其排出。这就需要做进一步检查。

8 便秘可分哪几种类型

便秘按病因可分为功能性(原发性)便秘和器质性(继发性)便秘。①功能性便秘是指饮食习惯不良、排便习惯不良、结肠功能紊乱等引起的便秘,它可以分为慢传输型便秘、出口梗阻型便秘、混合型便秘和肠易激综合征便秘。②器质性便秘是指继发于肠内和肠外各种疾病的便秘,如肠道肿瘤,肛门及肛周疾病,各种原因导致的肠梗阻等。

9 便秘的原因有哪些

(1)饮食:①现代人的饮食过于精细,缺乏食物纤维,由于纤维缺乏令粪便体积减小,高蛋白、高热量、少渣饮食,在肠道内不能形成足够大的粪团,不能有效地刺激结肠蠕动,黏滞度增加,在肠内运动缓慢,水分过量被吸收而导致便秘。②平时饮食量少,喝的水少,是造成粪便干硬的原因之一。补充足够的水分,使水能够尽快地到达结肠,刺激肠蠕动,改善便秘的症状。③不少人特别是年轻女子为了保持体形,减肥而过度节制饮食,吃得过少不足以引起胃、结肠反射和推动食团致结肠集团蠕动,肠道内容物过少,不足以刺激肠道产生蠕动。在肠道内必然停留时间长,水分被过度吸收导致便秘、大便困难,久而久之,长期大便用力过度又可导致盆底神经和肌群损伤,排便障碍。

(2)排便习惯:①忽视便意会影响正常的排便反射,导致便秘。很多患者因为工作原因不能离开岗位而强忍便意,还有一些人因为早上时间紧而来不及上卫生间。②坐在坐便器上看书、看报、玩手机是另一种不良的排便习惯,不利于排便反射的连续进行。排便是人体的生理反射,看杂志使排便的时间延长,像长期把橡皮筋拉长一样,弹力会减弱,排便反射也是一样的。所以,尽量不要把杂志、报纸一类的东西放进卫生间,也不要把手机带进卫生间,并注意要控制好每次排便的时间。

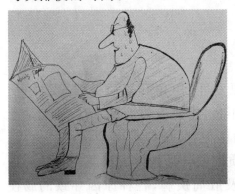

(3)药物:现代医学的发展,药物种类也越来越多,但同时药物的副作用也越来越大。我们在口服任何药物之前,应养成查看说明书的习惯,了解药物的不良反应。

1)消化系统用药:胃药中硫糖铝等胃黏膜保护剂可引起便秘。胃痛,抗胆碱类止痛剂中阿托品、东莨菪碱、颠茄合剂都会引起便秘。硫糖铝具有收敛作用,此类药物使肠道内的水分减少,粪便干结以致便秘;莨菪片等影响胃肠道的运动神经功能,减弱或抑制肠道的蠕动而影响排便。

2)循环系统用药:硝苯地平、醋丁洛尔、卡替洛尔等降压药,螺内酯、呋塞米、二氯溴乙烷等利尿药,普伐他汀等降脂药,特布他林、麻黄素等平喘药,以及磷酸可待因等镇咳药,都有引起便秘的副作用。

3)消炎镇痛药:布洛芬、萘普生、卡洛芬、吲哚美辛、洛索洛芬等,都有引起便秘的副作用。

4)精神神经系统用药:如左旋多巴、金刚烷胺等抗帕金森病药,氟哌啶醇等抗精神病药,苯妥英钠、镇痉宁等抗癫痫药,以及吗啡、可待因、洛哌丁胺等阿片制剂,都有引起便秘的副作用。

阿片生物碱作为止泻药已使用几个世纪,它可刺激胃肠的收缩,增加胃肠张力,增强肠腔内压甚至引起胃肠痉挛,胃肠推进性蠕动减弱,肠内容物不易通过大肠而致便秘。吗啡引起十二指肠通过延缓,结肠非推进性节段性收缩振幅增大,肛门括约肌张力明显增强,加上吗啡的中枢作用使大脑对正常排便反射引起的感觉刺激反应迟钝而致便秘。

5)抗过敏药:苯海拉明、氯丙吡胺、高氯环嗪等。

6)其他:长春新碱等抗肿瘤药,以及硫酸钡、钙剂、补铁剂、利尿药等,也都能引起便秘。

钙片口服进入胃肠道,通常吸收率是很低的,大半的钙通过粪便排出体外。钙剂容易与肠道的食物残渣如草酸、脂肪等结合成不溶解的较硬的物质,这样大便就变得干结。一次吃进去的钙越多,吸收率就越低,通过粪便排出的钙就越多,大便就会变得越干结。因此通常补钙会引起不同程度的便秘。

慢性铅中毒可以造成对消化系统的损害,引起肠管的平滑肌痉挛,导致阵发性的腹痛及痉挛性便秘,其至顽固性的便秘。所以从事与铅有关的工作,一旦发生上述症状,应考虑铅中毒可能。

以上这些药物可作用于中枢神经、肠神经系统,或直接作用于肠道平滑肌,使肠蠕动减弱、结肠运输能力减慢,从而引起便秘。药源性便秘还可导致食欲不振、腹胀、腹痛,便秘严重时可诱发肠套叠或肠扭转。便秘时如滥用强力泻药,还有可能诱发其他严重并发症。

(4)疾病:全身慢性消耗性疾病,如恶病质、营养不良等可以引起便秘。老年人的肠管蠕动功能已经开始减弱,加之恶性肿瘤的消耗,身体消瘦,肠管更是无力传输,长期滞留在肠道的粪便水分被重吸收,造成便秘。

(5)内分泌疾病:内分泌及代谢性疾病如甲状腺功能低下、嗜铬细胞瘤、卟啉病、淀粉样变性、甲状旁腺功能减弱、脑垂体功能减退等,多可引起肠蠕动减慢导致便秘,也可能伴有肠肌间神经丛的病变或水分过度吸收。

当人体缺乏维生素 B_1 时,会引起排便神经传导障碍,影响支配胃肠道、腺体等处的神经传导,从而造成胃肠蠕动缓慢、消化腺分泌减少、肠壁松弛等消化道功能障碍,影响排便功能,导致便秘。

更年期女性自主神经功能紊乱,交感神经兴奋,抑制肠道蠕动,容易出现便秘,加上更年期女性多忧愁、抑郁、失眠,往往影响食欲,使饮食量过少而不能有效刺激肠蠕动,更易加重便秘。

痔疮、肛裂等可造成肛门局部疼痛,使患者恐惧排便。久而久之,粪便干硬,不易排出。

（6）神经异常和精神障碍：如中枢神经各种脑炎疾患、脊髓损伤、肿物压迫、支配神经异常，或患有抑郁症、精神病、神经性厌食等。人体正常排便同其内脏功能一样受自主神经的高级中枢丘脑及大脑皮层边缘叶的支配和调节。其调节既对立又统一。副交感神经兴奋时，可增加消化道平滑肌活动，促使胃肠平滑肌紧张性增高和蠕动增强，促进胃肠运动和消化液分泌；交感神经兴奋时则抑制胃肠运动，降低胃肠平滑肌紧张度，使胃肠蠕动减弱，肛门括约肌收缩。如果精神高度紧张、焦虑，或抑郁等可出现自主神经功能紊乱。当人出现精神障碍时，支配内脏器官蠕动的交感神经兴奋，交感神经兴奋的作用是抑制胃肠蠕动，使速度减慢。因此在大肠中形成的粪便在肠道中滞留时间过长，水分被过多吸收，形成便秘。

（7）锻炼：排便行为是由一系列的肌肉运动协同完成的，缺乏运动性刺激无力推动粪便的运动，因而缺乏锻炼对排便有一定的影响。如果是因病卧床或乘坐轮椅，也容易因缺乏运动而便秘。

（8）老年因素：老年人活动减少，多体胖，影响腹肌、膈肌等收缩功能及肠蠕动。因营养不良而消瘦，患者腹肌、提肛肌无力，排便动力不足均可引起便秘。饮食上，由于老年人多牙齿不健全，一些含有丰富纤维素的食品不能摄入，多偏食一些过于精细的少渣食物，进食量也偏少，从而形成便秘。一些伴有脑动脉硬化的老年人，易出现精神抑郁、焦虑等精神异常，加之常多患有痔疮等肛门疾病，因怕排便疼痛，故意抑制排便，发生便秘。老年人前列腺肥大、尿潴留，膀胱压迫直肠也可引起便秘。一些药物如降压药、解痉药以及含铝或铋的制酸药也可引起便秘。大便秘结加之过度用力，常导致盆底肌和神经受损，使解便更难，形成恶性循环，排便障碍逐渐加重。

10 便秘患者会出现哪些症状

便秘是多种疾病的一个症状，表现为大便量太少、太硬、排出太困难，或合并一些特殊症状，如长期用力排便、直肠胀感、排便不尽感、需要手法协助、在不使用泻剂的情况下，7天内自发性排空粪便不超过2次或长期无便意。便秘的同时可见腹胀，腹痛，食欲减退，嗳气反胃等症。由于粪便干硬,或呈羊粪状,患者可有下腹部痉挛性疼痛、下坠感等不适感觉。神经过敏患者,可主诉食欲减退、口苦、腹胀、嗳气、发作性下腹痛、排气多等胃肠症状,还可伴有头昏、头痛、易疲劳等神经官能症的症状。

11 小儿出现便秘有哪些症状

小儿一般每天排 1~2 次大便,便质较软;或 2~3 天解大便,但大便质软量多,排出时不费力,无其他疾病,也属正常。

小儿便秘的症状主要为大便量少、干硬、呈卵石样,或隔 2~3 天甚至更长时间才排便 1 次,伴有排便困难,排便时疼痛,啼哭不止。有的粪便表面带血,肛门溢粪,排便时间长,过度用力,腹部疼痛及腹胀,性情偏执和倦怠,食欲下降。因硬实粪块或手指抠挖造成肛裂,有的出现肛周炎症,这些症状均可使小儿排便时肛门疼痛难忍,久而产生恐惧心理,造成继发性便秘。

12 小儿便秘的原因有哪些

(1)先天性疾病:如肛门直肠畸形、先天性巨结肠症。

1)肛门直肠畸形:由于胎儿发育上的缺陷造成肛管直肠完全或部分狭窄。肛管直肠闭锁表现为婴儿出生后无胎粪排出。肛管直肠狭窄表现为便条细,排便困难。

2)先天性巨结肠症:是以部分或完全性结肠梗阻,合并肠壁内神经节细胞缺如为特征的一种婴儿常见的消化道畸形。凡新生儿出生后 24~48 小时无胎粪或经指挖、灌肠后才能排出胎粪,并伴有腹胀和呕吐者,均应疑为先天性巨结肠。先天性巨结肠的治疗包括保守治疗和手术治疗。

(2)后天喂养:母乳喂养婴儿较少发生便秘。如果发生,除喂母乳外,加用润肠辅食,如加糖的菜水或橘子汁、番茄汁、煮山楂或红枣水。4 个月以上可加菜泥或煮熟的水果泥。母乳不足时,可每天加 8％糖的牛奶 1~2 次。蜂蜜水每天 60~90 毫升,也有帮助。

人工喂养婴儿较易便秘,但如合理加糖及辅食,可避免便秘。如果发生,可将牛奶加糖增至8%,并可加喂果汁(如番茄汁、橘子汁、菠萝汁、枣汁以及其他煮水果汁),以刺激肠蠕动。较大婴儿,可加菜泥、菜末、水果、粥类等辅食。再大一些可加较粗的谷类食物,如玉米粉、小米、麦片等制成粥。在1~2周岁,如已加了各种辅食,每天牛奶量500毫升即够,可多吃粗粮食品、甘薯、胡萝卜及蔬菜。有条件者可加琼脂果冻。营养不良小儿便秘,要注意补充营养,逐渐增加摄入量,营养情况好转后,腹肌、肠肌增长,张力增加,排便自然逐渐通畅。

小儿由于乳食积滞或饮食不节引起的腑热便秘,可见大便干燥、坚硬,腹胀腹痛,烦躁哭闹,口气臭秽,手足心热等,可选用下列诸方治疗:

●南瓜根50~100克,洗净,切碎,放锅内加水煎浓取汁,1次饮完。每天1剂,连服数剂,以通为度。3岁以下幼儿可酌加白糖调味。

●银耳10~15克,鲜橙汁20毫升。将银耳洗净泡软,放碗内置锅中隔水蒸煮,入橙汁调和,连渣带汁1次服完。每天1剂,连服数天。

●豆浆100毫升,浓米汤150毫升,蜂蜜20毫升。将新鲜豆浆煮沸,入米汤、蜂蜜调匀,1次饮完。每天1~2剂,连服数天。

●菠菜100克,粳米50~100克,将菠菜置沸水中烫至半熟,捞出切成小段,粳米置锅内加水煮成稀粥,后加入菠菜再煮数沸,入油、盐调味,分1~2次服完。每天1剂,连服5~7天。

●香蕉1~2枚,剥皮,放碗中加开水少许,捣成糊状,冲入白糖10克,调匀,随意喂服。每天1~2次。

13　小儿可用泻药吗

小儿发生便秘后,有些家长急于让小儿排便,随意让小儿服用泻药。而事实上,我们不建议家长自己随便选用泻药,但可适当服用润肠通便食品,如香油、核桃仁、芝麻等。对于长期便秘的小儿可以在医生指导下多喝水,多吃水果、蔬菜,同时服用一些调理肠道功能的保健食品,如乳酸菌素片等。另外,每天晚上为宝宝做顺时针的腹部按摩,也是很有效的。按摩治疗小儿便秘以清热通便、健脾和胃为大法,手法运用清大肠、推六腑、推下七节骨、摩腹、揉龟尾。具体操作方法如下:

(1)清大肠:用拇指面从虎口沿食指桡侧推向指尖,两手各100次。

(2)推六腑:用拇指面从肘沿前臂尺侧推向掌根,两臂各50~100次。

(3)推下七节骨:用拇指面从第四腰椎沿脊柱推至尾骨尖,每次100~200次。

(4)摩腹:用手掌面沿顺时针方向在腹部摩动3~5分钟。

(5)揉龟尾:用中指端揉尾骨尖,每次100~200次。

14　便秘对青少年的影响有哪些?　如何应对

青少年发生便秘会影响孩子的身体发育。便秘带来的腹胀,更造成孩子不爱吃饭,影响蛋白质、维生素、纤维素和微量元素等的吸收。长期的便秘,体内有毒物质再吸收增加,血铅增高,也会影响发育;便秘产生的毒素滞留肠道,经肠道吸收后毒素入血,可导致血铅增高,微量元素缺乏,到达大脑后可影响智力的发育,导致学习困难、好动等。因此血铅高的孩子要注意观察有无便秘,如果有,解除便秘有利于降低血铅浓度。

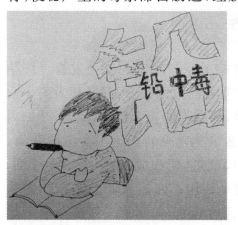

对青少年便秘,我们有以下几点应对措施:

一是合理饮食。除生长发育必备的蛋白质、脂肪外,尽量少进食高脂肪、高蛋白、煎炸、粗糙的食物,多喝水,多摄取蔬菜、瓜果等绿色食品,牛奶、蜂蜜、香蕉、核桃、花生、芝麻等对便秘也有一定效果。

二是适当运动。现在大部分青少年懒于运动,习惯于端坐电视机或电脑前长时间一动不动,且旁边有大堆零食享用,这样一来青少年多肥胖,胃肠蠕动较慢,也易于发生便秘,所以必须适当运动,如跑步、打球、爬山等,以不超过负荷为宜。

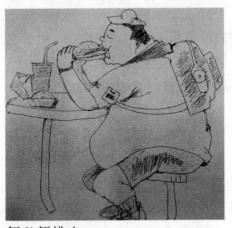

三是养成排便规律。青少年便秘有时是因为上课或游戏时忍住不去卫生间,或者忘了大便,这样久而久之也会便秘。家长有必要叮嘱孩子有便意不应当忍,应及时排便,同时,平时也要形成良好的排便习惯,有时即使没有便意,也可定时去卫生间蹲蹲。排便时间要在 10 分钟之内;每次排便必须排空。

四是注意孩子的心理问题。孩子因为心理因素而引发便秘的现象也不罕见,所以家长也应重视孩子的心理健康,发现问题及时解决,多鼓励自己的孩子,关心孩子的心理成长。当然,如果以上种种方法仍不奏效或便秘伴腹泻、腹痛、消瘦、便血等症状,则应及时带孩子去看医生。

15　孕妇出现便秘的原因有哪些

孕妇是一个特殊的群体,它直接关系着宝宝的安全发育。怀孕后便秘是很常见的疾病,造成孕妇便秘的原因很多:一是膨大的子宫体压迫结肠,使粪便运转速度减慢,导致不能正常排便。二是孕妇内分泌水平变化,孕激素增多,而孕激素能降低胃肠道平滑肌的张力,引起排便困难。三是孕妇膳食结构改进,粗粮减少,缺少膳食纤维,粪便量减少,缺乏对肠壁刺激的推动作用。四是孕期活动减少,影响结肠的蠕动。五是孕妇可能服用各种药物,如钙片来缓解孕期不适症状,但这些药物有时对肠道功能产生副作用,这是造成孕妇便秘的又一重要原因。

16 孕妇便秘有哪些症状

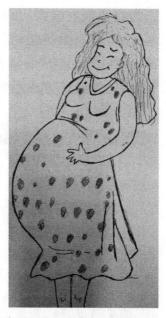

一般到怀孕 24 周,孕妇便秘现象会加重,可能 3~4 天排便 1 次,尤其是妊娠晚期便秘会愈来愈严重,常常几天没有大便,甚至 1~2 周都未能排便,从而导致孕妇腹痛、腹胀。如果孕产妇这种便秘现象通过饮食、日常生活的调理不能缓解,长期便秘的话,需要重视。长期持续便秘,早期有致胎儿畸形发生的可能性,随着周数的增加,孕妇体内会累积毒素,毒素进入体内循环,导致胎儿的营养供给受到影响。粪便在肠道积存使腹部膨大臃肿,影响发育中的胎儿,挤压胎儿的生长空间。便秘严重者可导致肠梗阻,引起直肠脱垂,并发早产,危及母婴安危。有的便秘孕妇分娩时,堆积在肠管中的粪便妨碍胎儿下降,引起产程延长甚至难产。从美容学角度分析,长期便秘者痤疮、疱疖的发生率较高,一般皮肤较粗糙,面色无华,失于润泽,产生孕妇斑。

17 孕妇便秘要注意什么? 如何调理

孕妇在孕期应该多吃富含纤维的蔬菜和水果,每天饮水不少于 1 500毫升,应该有适当的锻炼活动,生活规律,并养成定时排便的习惯。在经过一段时间日常生活的注意后,便秘仍不缓解,要在专业医生的指导下合理使用缓泻剂,必要时用甘油栓、开塞露等。总的选药原则:一要选择安全可靠、无不良反应、无依赖性的药物;二要选择对子宫无刺激性,不产生致畸、致突变作用的药物;三要选择服后不腹泻,但可软便的药物;四要选择价格合理、适宜家庭备用的药物。

孕妇要在日常生活中注意以下几点:一是进食不可过精,宜多吃富含纤维素的食物。根据季节变化合理食用新鲜水果。二是养成良好的排便习惯,每天定时排便 1 次,有条件者使用坐式马桶,以减轻下腹部血液的淤滞,预防痔疮的形成。三是每天起床后空腹饮一杯温开水,有刺激肠蠕动的作用。可适当每天饮用 50～100 克的蜂蜜或 300～500 毫升的鲜榨果汁。四是每天要有足够的户内、户外活动,活动的最佳方式是每天散步 1 小时。

18 老年人出现便秘的原因有哪些

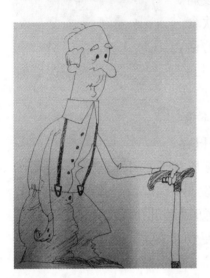

便秘是老年人的常见病。老年人之所以易发生便秘,主要有以下几点原因:一是老年人的脏器功能已发生生理性衰退,肠道蠕动能力下降,易导致粪便滞留在肠道内而排泄不出。二是老年人的直肠肌和腹肌已发生萎缩,肌张力低下,致使排便无力,导致粪便不易排出。三是唾液腺、胃肠和胰腺的消化酶分泌随年龄而减少。四是老年人的活动量减少,而饮食又过于精细,食物中的膳食纤维较少,易导致排便困难。

19 老年人便秘会有哪些表现

长期的便秘会引起老年人食欲不振、头晕、头痛、乏力、失眠、脾气焦躁、左下腹压胀感等。发生便秘时肠内的有害物质可能干扰大脑功能,突出表现是记忆力下降、注意力分散、思维迟钝等。严重的甚至会出现老年人对排便的恐惧心理或精神异常。国外一家老年病研究机构研究发现,老年人长期便秘是催化老年人智力下降的罪魁祸首,且有 80% 左右的老年便秘者易患老年痴呆症。老年便秘患者由于不能正常排除体内有毒物质,久而久之,体内就会大量积累有毒物质。当人们体内的有毒物质积累到一定程度超过肝脏解毒能力时,有毒物质就会随着血液循环慢慢进入大脑,损害人们的中枢神经系统,成为催化老年智力下降的罪魁祸首。

20　便秘对老年人有哪些影响？　要如何应对

老年人得了便秘,如果不治疗,任其发展,可能导致严重后果。老年人常常患有高血压、动脉硬化和冠心病等疾病。而患有高血压、动脉硬化又经常便秘的老年人,如果排便时用力过猛,会使全身肌肉紧张、血管收缩,而导致血压骤升;同时由于排便时用力,患者胸腔和腹腔的压力也会增大,致使血液冲至脑内血管,造成颅内压力剧增,导致脑血管破裂而发生脑出血。也有老年便秘患者排便时,会因腹压增高、精神紧张使机体出现应激反应,引起心肌暂时性缺血,导致心律失常或心肌梗死,甚至猝死。因此,老年人必须重视便秘,一旦得了便秘,要及时治疗。

老年人便秘可分为功能性便秘与继发性便秘。要先查明病因,排除继发性便秘的病因,然后再进行治疗。若患的是功能性便秘,则可从以下几方面进行预防:

一是养成定时排便的习惯。要确定一个适合自己的排便时间(最好是早晨),到时候不管有无便意,也不管能不能排出,都要按时蹲厕所,只要长期坚持,就会形成定时排便的条件反射。

二是调整饮食。饮食上,老年人平时应多吃些含纤维素多的食物,如粗制面粉、糙米、玉米、芹菜、韭菜、菠菜和水果等,以增加膳食纤维,刺激和促进肠道蠕动。芝麻和核桃仁有润肠作用,老年人也可适当多吃一点。老年人便秘多以虚证为主,因此可以适当增加羊肉、狗肉、韭菜等具有温阳作用的食物摄入量,但是如果伴口臭、面赤口渴、腹部胀满等症,多为热证、实证,则不适宜。

三是适当多饮水。老年人每天早晨空腹时最好能饮一杯温开水或蜂蜜水,以增加肠道蠕动,促进排便。老年人平时也应多饮水,不要等到口渴时才喝水。

四是适当参加体育运动。老年人应适当地参加体育运动,特别是要进行腹肌锻炼,以便增强腹部肌肉的力量和促进肠蠕动,提高排便能力。对于因病长期卧床的老年人,家人可给其做腹部按摩,由右上腹向左下腹轻轻推按,以促进其肠道蠕动。

五是保持乐观的情绪。精神紧张、焦虑等不良情绪可导致或加重便秘。因此,老年人要经常保持心情愉快,不要动辄生气上火,以避免便秘的发生。

六是进行药物治疗。老年人在排便困难时可使用药物帮助排便。可口服石蜡油、麻仁润肠丸、牛黄解毒片、乳果糖等,也可往肛门内置入开塞露或甘油栓,或用肥皂水灌肠等。中气不足的老年便秘者可适当服用补中益气丸。合并痔、肛裂等疾病,可选用复方角菜酸酯栓或复方角菜酸酯乳膏、龙珠软膏等外用药物。但需注意的是,经常便秘的老年人不宜长期使用药物导泻,以免形成依赖性,从而使肠蠕动的功能退化,加重便秘。

便秘的自我诊治

便秘按病因可分为功能性（原发性）便秘和器质性（继发性）便秘。下面主要向大家介绍功能性便秘，即原发性便秘。器质性便秘以治疗原发病为主要方法，故不在下面介绍。功能性便秘是指饮食习惯不良、排便习惯不良、结肠功能紊乱等引起的便秘，它可以分为出口梗阻型便秘、慢传输型便秘、混合型便秘和肠易激综合征便秘。

1 什么是出口梗阻型便秘

出口梗阻型便秘常表现为大便到肛门口时，排出费力，有排便不尽或下坠感，排便量少，有的患者越是想排便越是排不下来，有的便完还想便。

出口梗阻型便秘，虽然结肠运动传送粪便的时间是正常的，但由于直肠壁的感觉功能异常、肛门直肠抑制反射减退或消失、排便时协调动作障碍，也会导致患者在解大便时粪便排出受阻，即出口不通畅。所以说，不光是肿瘤，别的原因也可造成出口梗阻型便秘。它包括：直肠前突、直肠内脱垂、会阴下降综合征、耻骨直肠肌综合征、盆底痉挛综合征、孤立性直肠溃疡综合征。我们从这些便秘的表现、原因、治疗来简单了解。

（1）直肠前突：

1）症状：排便困难，肛门阻塞，排便不尽，肛内下坠，会阴部坠痛和直肠胀痛，黏液或血便。

排便困难是直肠前突的主要症状，因为直肠前突粪块顶入前突，不易下行，改变了粪块运动的方向，一部分排便压力被耗散，直肠后壁受压减少,此区的排便感受器得不到充分的刺激,以至于盆底肌不能充分松弛而通过肛管上口,粪便难以导入肛管。

肛门阻塞、排便不尽、肛门下坠等是由于粪便积存在直肠内不能排出所产生的刺激症状。

会阴部坠痛和直肠胀痛是由于粪便滞留在直肠前突,使排便压力增加而出现的症状。

黏液便和血便是由于长时间粪块贮留于肠道,形成宿便性直肠慢性炎症和宿便性溃疡的结果。

2)体征:直肠指诊时,在肛管上方的直肠前壁可触及一圆形或卵圆形凹陷的薄弱区突向阴道,嘱患者做用力排便动作时,可见薄弱区向阴道方向膨出更为显著。直肠前突根据膨出的深度分为轻度、中度、重度。轻度:前膨出深度为 6～15 毫米。中度:前膨出深度为16～30 毫米。重度:前膨出深度＞30 毫米。

依据典型病史、症状及体征,直肠前突诊断并不困难。典型病史包括分娩产伤,经常久蹲强努,用手协助排便等。根据病史,临床医生经肛门指诊、排粪造影、大肠慢传输试验等检查可做诊断。

对有明显临床症状且已确诊的直肠前突,原则上首先采取保守治疗,包括:①每天摄入一定量的水和食物纤维。②养成良好的排便习惯。③合理应用促胃肠动力药及泻药。④生物反馈治疗。⑤心理治疗。⑥中医中药治疗。若保守治疗效果不佳或无效时,才考虑手术疗法。近年来,国内一些肛肠专科或医院采取直肠前壁结扎加注射的方法也取得了显著疗效。手术包括直肠前突闭式修补术、经阴道切开阴道后壁黏膜的直肠前突修补术、直肠前突黏膜结扎注射术等。

(2)直肠内脱垂:也叫直肠内套叠,是直肠黏膜的松弛脱垂,多发生在直肠远端。直肠内套叠患者,排便前会有会阴胀满,排便时直肠排空困难、排粪不全及肛门阻塞感,可有下背部腹部疼痛,排便时用力越大阻塞感越重。本病多发生于年老体弱人群及孕妇,临床诊断困难,因在直肠指诊及乙状结肠镜检查时,套叠多复位,只有在排便时易发现,故排粪造影有助诊断。

1)症状:排便梗阻,排出费力和排便不尽感,骶尾部受压和直肠胀满感,黏液血便等。

排便梗阻、费力和排便不尽感及骶尾部受压、直肠胀满感是由于在排便时近端直肠壁全层或黏膜层折入远端肠腔或肛管内造成的,是直肠内脱垂的主要症状。

黏液血便是由于脱垂的黏膜在手法助排时,刺激黏膜产生炎症或损伤而出现的一种临床表现。

2)体征:指诊可扪及直肠腔扩大,直肠黏膜松弛,半俯卧位或蹲位进行排便动作时,30%~38%可以扪及套叠的顶端。内镜下可见直肠前壁黏膜过多,用力做排便动作时嵌入镜腔或出现于齿线下方,50%的患者可见黏膜水肿、质脆、充血、溃疡、红斑等。

治疗时,可先行保守治疗,如养成定时排便习惯,排便时间不宜过长,必要时辅以栓剂或灌肠,经一段时间保守治疗无效者可考虑手术。如多排缝合固定术、直肠黏膜套扎术、硬化剂注射等。

(3)会阴下降综合征:是一种盆底疾病,由于各种原因导致盆底肌肉变性、功能障碍,患者在安静状态下会阴位置较低,或在用力排便时,会阴下降程度超过正常范围,表现为出口性便秘或粪便失禁。常作为直肠内套叠、直肠脱垂的伴随病变出现,需要和单纯性内痔脱出、直肠脱垂相鉴别。近年来随着排粪造影的广泛应用,对会阴下降综合征的报道日益增多。

1)症状:排便不尽感,会阴部迟钝,疼痛,排便困难,黏液血便,大便失禁和持续性会阴部疼痛。

排便不尽感、会阴部迟钝、疼痛及排便困难系长期过度用力排便,盆底肌功能减弱,正常肛管直肠角增大,排便时腹压传送于直肠前壁,使直肠壁黏膜脱垂入肛管上口,造成排便不尽感、会阴部迟钝、疼痛、排便困难等。

黏液血便可能是过度努责排便、直肠黏膜脱垂、手法排便形成慢性炎症或溃疡所致。

大便失禁、持续性会阴部疼痛可在坐位时出现或加剧,出现这些症状是当盆底下降时会阴部神经及其支配肛门外括约肌和肛提肌的分支被拉伸造成的。

2)体征:蹲位做肛门努责时,可见肛管下降超过2厘米,甚至超过坐骨结节水平,并可见有直肠黏膜或痔脱出。直肠指诊,肛管张力减退,嘱患者做随意收缩时,肛管收缩力明显减弱。肛门镜下可见直肠前壁、黏膜堆积或堵塞镜口。

会阴下降综合征临床表现中排便困难是主要症状,每次排便时间超过5分钟,甚至半小时以上,且费力并有排空不全感、便血及黏液分泌。会阴部胀痛,睡眠时减轻,疼痛和排便无明显关系。严重者可大小便失禁及阴道脱垂。

会阴下降综合征的治疗一般不主张采用手术疗法,建议首先要建立及养成每晨定时排便的良好习惯,多食高纤维食品,多吃蔬菜、水果,应特别强调,会阴下降与排便有关,因此在日常生活中要避免过度用力排便,必要时用泻药、栓剂及灌肠等。但对有直肠前壁黏膜脱垂或内痔脱出患者,可采用硬化剂注射治疗,如无效则可考虑用胶圈套扎疗法或手术切除。对已有粪便失禁的患者,可采用疗程性的骨盆感应电流刺激疗法,进行括约肌锻炼,以改善功能,如果保守治疗无效,必要时可考虑做肛门修复手术。

(4)耻骨直肠肌综合征:是一种以耻骨直肠肌痉挛性肥大,致使盆底出口处梗阻为特征的排粪障碍性疾病。主要是渐进性加重排便困难,排便时间过长,每次1~2小时和排便需服泻剂且用量逐渐加大,这些都是耻骨直肠肌综合征的表现。此外一些患者排便用力过度,常大声呻吟,大汗淋漓。便意频繁,有排便不畅感,便条细,部分患者排粪时肛门或骶区疼痛,精神常较紧张。组织学改变为耻骨直肠肌肌纤维肥大。直肠指诊及相应的器械检查有助于诊断。

1)症状:排便困难,便时费力,排便时间延长,便次频繁及排便不尽感,便条变细,肛门部疼痛坠胀等。

盆底肌肉能感知保留在直肠的内容物,并在适当的时候将其排出体外。正常人静止时,耻骨直肠肌呈收缩状态,做排便动作时该肌松弛,肛直角增大,大便可顺利排出,耻骨直肠肌痉挛综合征患者排便时,耻骨直肠肌不松弛,甚至痉挛收缩,肛直角不增大或更小,粪便不能顺利排出。出现排便困难,排出费力,排便时间延长等。只有耻骨直肠肌痉挛缓解后,粪便才能得以大量排出。

长时间粪便不能完全排出或排出不净,便意频繁而增加腹压,又可产生肛门部疼痛或坠胀感。

2)体征:直肠指诊感觉肛管张力增高,肛管明显延长,耻骨直肠肌肥厚,有触痛,可有锐利的边缘。

非手术治疗包括扩肛疗法、药物治疗、生物反馈疗法及按摩法等。手术治疗多采用耻骨直肠肌部分切断的方法,配合松解肛门括约肌,有助于解除肛管狭窄,从而缓解排便困难。

(5)盆底痉挛综合征:是指用力排便时,盆底肌肉收缩而不松弛的功能性疾病,其主要症状是排便困难,时间长而且疼痛,成形软便但不易排出,会阴部胀痛且便意频繁。需服用大量泻药或灌肠以排便,自觉排便时肛门紧缩而不张开。

1)症状:排便困难,排便不适和疼痛,会阴胀满与便意感。

正常状态下,盆底肌呈轻度的张力收缩状态,维持着会阴盆底的正常位置以便行使其功能。排便时耻骨直肠肌和外括约肌迅速抑制,肛管直肠角增大,肛管松弛以利于粪块通过。盆底肌痉挛综合征患者排便时上述肌肉不松弛,肛直角不增大,肛管不开放,粪便难于排出,造成排便困难、排便不适和疼痛等。由于粪块不能立即排出,在直肠内停留产生会阴胀满和便意感。

2)体征:盆底痉挛综合征在临床上未发现器质性病变体征,通常认为是盆底肌群功能紊乱,可能是正常肌肉的功能障碍,而不是异常肌肉的持续痉挛。

目前对盆底肌痉挛综合征的发病原因还不清楚,心理因素可能对该病发生起一定作用,多认为盆底肌群功能异常,未发现器质性病变,临床上本病的发生常合并有会阴下降、直肠前突、直肠内套叠等盆底疾患,积极治疗这些合并症及其临床症状,可得缓解。目前对盆底肌痉挛综合征的治疗,多主张采取饮食疗法、针灸、理疗、按摩、肌电图生物反馈疗法、气囊反馈疗法、神经调节疗法、针电极置入法等保守治疗,而不主张手术治疗。手术治疗目前主张的手术方法有:①耻骨直肠肌全束部分切除术。②闭孔内肌移植术。③改良肛直肠环闭孔内肌缝合术。④耻骨直肠肌切断加皮下组织与直肠浆肌层缝合术。

(6)孤立性直肠溃疡综合征:是一种慢性、非特异性良性疾病,一些患者直肠内有多个溃疡或明显溃疡,有息肉样病变或局限性炎症。有血便、黏液便、排便困难及肛门疼痛的特点。孤立性直肠溃疡综合征患者均有过度用力排便史。用力排便时肛管梗阻感,频繁排便仍不能排尽,有时需用手指插入肛门协助排便。

1)症状:直肠出血,黏液便,排便困难,肛门坠胀疼痛。

孤立性直肠溃疡与直肠脱垂有密切的关系,其组织学改变可能是黏膜脱垂、组织缺血和损伤共同作用的结果。孤立性直肠溃疡综合征的直肠黏膜表面有糜烂或浅表溃疡形成。溃疡的形成,可能是排便过度用力、创伤、缺血、感染等原因造成。因此,直肠出血、黏液便作为孤立性直肠溃疡综合征的主要症状也就能理解了。

2)体征:孤立性直肠溃疡综合征的临床特点主要是便血,少有其他体征。内镜下直肠壁可有单发的溃疡面,少数可见多发的溃疡面,大小1~2厘米,呈不规则形表浅溃疡,境界清楚,表面附有白苔或灰白苔,部分溃疡边缘稍隆起呈小结节状,周围黏膜常有轻度发红的充血带围绕,而外侧黏膜则完全正常,表面可有较多黏液。

孤立性直肠溃疡综合征以保守治疗为主。主张以直肠理疗、药物治疗、生物反馈法治疗为主,养成良好的排便习惯是有效的治疗方法。另外,饮食及药物调节,如高纤维食物及容积性泻剂。手术治疗针对病因而不是溃疡本身,如完全性直肠脱垂,直肠内套叠等可采用相应的术式。一般直肠脱垂治愈后溃疡多消失。目前对孤立性直肠溃疡综合征的治疗其手术指征为:①有直肠脱垂。②经保守治疗无效。③排粪造影有直肠内脱垂。

附:出口梗阻型便秘的临床诊断标准及疗效标准

(1)直肠前突:

1)诊断标准:①临床症状为排便困难,肛门处梗阻感,排便时肛门处压力分散感,排空不全感。②直肠指诊可见肛管上端直肠前壁扣及易凹陷之薄弱区,嘱患者做大力排便动作,该凹陷变深。③排粪造影可见壶腹部远端呈囊袋状突向前方。按突出深度分为三度,轻度6~15毫米,中度16~30毫米,重度超过30毫米。④肛门直肠动力学检查可见部分患者直肠感觉功能减退。⑤结肠传输功能可见部分患者结肠通过时间延长。⑥肛门肌电图为正常。

据①+③可确诊。

2)疗效标准:①痊愈为临床症状消失,排粪造影正常。②显效为临床症状明显改善,排粪造影直肠前突深度变小。③有效为临床症状改善,排粪造影异常。④无效为临床症状及排粪造影均无变化。

(2)直肠内套叠或脱垂:

1)诊断标准:①临床症状为直肠排空困难,排便不全感,肛门阻塞感,且用力越大,阻塞感越重。排便时下腹部或骶部有局限性疼痛,偶有血便及黏液便。②直肠指诊可见直肠黏膜较为松弛,偶可扪及套叠环。③肛镜可见直肠黏膜充血、水肿、溃疡。④排粪造影可见直肠黏膜脱垂在直肠内形成3毫米深的环状套叠。直肠内套叠分为三度,肛上距增大<15毫米为轻度,16～30毫米为中度,超过30毫米或多处套叠为重度。⑤肛门动力学检查可见直肠感觉功能有损害。⑥肛门肌电图为多无反常电活动。

据①+③+④可确诊。

2)疗效标准:①痊愈为临床症状消失,排粪造影正常。②显效为临床症状明显改善,排粪造影异常。③有效为临床症状改善,排粪造影异常。④无效为临床症状及排粪造影均无变化。

(3)会阴下降综合征:

1)诊断标准:①临床症状为排便时间长,排便费力,排空不全感,便中带血及黏液便,会阴部胀痛,大便失禁,小便失禁及阴道脱垂或溃疡。②直肠指诊可见肛管张力低。③直肠镜检可偶见直肠前壁黏膜脱垂或溃疡。④排粪造影可见排便动作时,肛管直肠角低于耻尾线2.5厘米,用力时肛上距大于30毫米,经产妇大于34毫米。⑤肛肠动力学检查可见肛管静息压降低,完全抑制容量变小。⑥肛门肌电图可有神经元性损害或肌元性损害。

据①+④项或①+⑥项可确诊。

2)疗效标准:①痊愈为临床症状消失,排粪造影正常。②显效为临床症状明显改善,排粪造影异常。③有效为临床症状改善,排粪造影异常。④无效为临床症状及排粪造影均无变化。

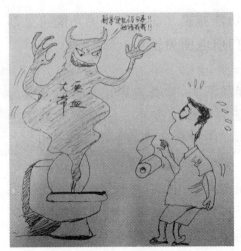

（4）盆底痉挛综合征：

1）诊断标准：①临床症状为排便困难，会阴胀满感与便意，但排出粪便却十分困难。排便时间增长，排便疼痛并常有排便时"肛门张不开"的感觉。②排粪造影为用力排便时肛直角增大小于90°，且多有耻骨直肠肌痉挛压迹，合并直肠前突可出现"鹅征"（前突为鹅头，肛管为鹅嘴，痉挛变化的直肠远端似鹅颈，直肠近段和乙状结肠为鹅身尾）。③肛门肌电图可见耻骨直肠肌与外括约肌异常电活动。④肛肠动力学检查可见排便反射异常。⑤结肠传输功能检查可有直肠潴留或左结肠、乙状结肠传输延迟。

据①＋②可确诊。

2）疗效标准：①痊愈为临床症状消失，排粪造影正常，肛门肌电图、结肠传输功能检查均正常。②显效为临床症状明显改善，排粪造影异常。③有效为临床症状改善，排粪造影异常，肛门肌电图、结肠传输功能检查异常。④无效为临床症状无改善，排粪造影、肛门肌电图、结肠传输功能检查无变化。

（5）耻骨直肠肌综合征：

1）诊断标准：①临床症状为进行性长期严重的排便困难，排便过度用力，排便时间过长，排便前后骶部疼痛，直肠积气，直肠下段压力感，排便疼痛。②直肠指检可见肛管张力高，耻骨直肠肌痉挛伴锐利边缘，手指通过狭窄时患者极不舒适、疼痛，直肠后方较深呈袋状。③肛镜可见肛管、直肠黏膜充血水肿。④肛肠动力学检查。肛门直肠测压示肛管静息压增高。⑤肛门肌电图可见耻骨直肠肌、外括约肌反常电活动。⑥结肠传输功能检查可有直肠排空延迟。⑦排粪造影可见肛直角变小，肛管变长，在静坐和力排时耻骨直肠肌部均平直不变或少变呈搁板状，称"搁架症"。

据①＋②可确诊。

2)疗效标准:①痊愈为临床症状消失,排粪造影正常,肛门直肠测压、肛门肌电图、结肠传输功能检查均正常。②显效为临床症状明显改善,排粪造影、肛门直肠测压、肛门肌、结肠传输功能检查均异常。③有效为临床症状改善,排粪造影、肛门直肠测压、肛门肌电图、结肠传输功能检查均异常。④无效为临床症状不消失,排粪造影、肛门直肠测压、肛门肌电图、结肠传输功能检查较治疗前无变化。

2 什么是慢传输型便秘

慢传输型便秘的"慢传输"顾名思义,传输减慢。为结肠缺乏动力,引起肠内容物通过缓慢,直肠充盈速度减慢,导致直肠的反应性降低,甚至迟钝;大肠收缩无力,粪便在肠道停留时间延长,粪便中的水分被过度吸收,以致粪便干结,加重了排便的困难,造成便秘。主要表现为排便次数减少,缺少便意,粪便坚硬,突出表现为排便困难,多发生于年轻或中年女性。慢传输型便秘属慢性、原发性、功能性、结肠性和慢传输型。"慢性"指便秘症状持续1年以上,实际多在5年以上。"原发性"也称特发性,指对其病因及流行病学了解不全面,尚未发现明确的发病原因。"功能性"指无全身器质性病因及药物因素并经钡灌肠和纤维结肠镜检查除外结肠、直肠器质性病变。"慢传输"指由于各种原因造成的肠道运动功能障碍、内容物传输延迟,是针对肠道传输功能延迟的分类方法。

慢传输型便秘主要表现为长期大便次数减少,可5天以上大便1次,有的患者甚至完全没有主观排便冲动,长期腹胀、纳差,依靠泻剂排便,且泻剂的用量愈来愈大,效果越来越差,甚至最后用泻剂也完全不能排便。排便多有不同程度的困难,排便时间较长,一般在15~45分钟,所排出的粪便干结,呈羊粪状、球状。部分患者伴有左下腹痛感,排便后感轻松。慢传输型便秘患者大多伴有痔疮,排便多有不同程度的肛门滴血,粪便表面附着鲜红血迹。慢传输型便秘患者多无特殊体征,部分患者叩诊可在左下腹触及增粗的肠管或充满粪团的肠管。部分患者有焦虑、失眠、抑郁等全身症状。

本病治疗的目的是缓解症状,恢复正常肠动力和排便生理功能。

对于患者的健康认知教育、心理疏导和泻药合理使用的指导非常重要。总的原则是个体化的综合治疗,根据症状的严重程度,患者的心理、经济及社会状况及各项检查的结果,严格掌握适应证,采用合理的非手术或手术治疗。

无论任何类型的便秘,均应首先采用非手术疗法,即使是出口梗阻型便秘,也应首先采用非手术疗法。首先可以用饮食、运动调整排便,后辅助药物。随着病情的发展,可以采用针灸、穴位埋线治疗。如经严格的非手术治疗后疗效不佳,并且检查显示有明确的病理解剖和功能异常,方可考虑手术治疗。长期严重慢传输型便秘的手术指征为:①有确切的结肠无张力的证据。②无出口处梗阻。③肛管有足够的张力。④临床上无明显的焦虑、忧虑及精神异常。⑤无弥漫性肠道运动失调的临床证据,如肠易激综合征。同时辅助检查结果必须表明结肠传输试验明显延长,胃排空、小肠传输试验正常,行排粪造影、盆腔造影、直肠肛门测压明确无出口梗阻型便秘,钡灌肠或纤维结肠镜检查无明显器质性疾病。手术成功的关键是术前做全面的生理检查。

附:慢传输型便秘的临床诊断 (参照罗马Ⅲ标准)

第一,具备在过去6个月中至少12周连续或间断出现以下2个或2个以上症状:①1/4的排便时间费力。②1/4的时间有粪便呈团块或硬结。③1/4的时间有排便不尽感。④1/4的时间有排便时肛门阻塞感或肛门直肠梗阻。⑤1/4的时间需要用手法协助。每周排便<3次。

第二,不用泻药软粪便少见。

第三,不存在稀便,也不符合肠易激综合征的诊断标准。

3 什么是混合型便秘

随着现代社会生活习惯的改变和生活节奏的加快,混合型便秘的发病越来越年轻化。女性的发病概率比男性大。实际上很少见到因单纯类型病变就诊的患者。混合型便秘的临床表现比较复杂，具有结肠慢传输型便秘和出口梗阻型便秘的一些共同体征和症状。混合性便秘常并发于各种急性、慢性疾病过程中，虽然一般不直接危及生命，但往往病程较长，经反复治疗效果不佳，给患者生活上带来极大的不便，甚至使患者背上沉重的心理负担。由于混合型便秘，毒素不能及时排出体外，可能诱发或加重其他疾病，如高血压、冠心病、心力衰竭等，引起毒血症，甚至导致患者致残或死亡，且混合型便秘患者发生肠癌的概率远高于正常人，它亦常是急性心脑血管疾病的诱发因素和致死因素，同时混合型便秘日久还会发生一些继发病症，如直肠孤立性溃疡、继发性巨直肠、巨结肠等，所以及时有效地治疗有着非常重要的意义。

混合型便秘同时具备结肠慢传输型便秘和出口梗阻型便秘的特点。排除器质性、精神性便秘因素，临床表现有：①便意少，便次也少。②排便艰难、费力，严重时需用手法帮助。③排便不畅。④排便困难伴有腹痛或腹部不适。⑤服用泻剂效果差或者无效的。除有以上临床体征后，还应做以下检查才能确诊。

（1）腹部触诊：有可能触及肠样柔软包块。

（2）肛门指诊：指诊直肠内存有不少泥样粪便，用力排便时肛门外括约肌呈矛盾性收缩。

（3）胃肠传输试验：全胃肠或结肠通过时间延长。患者在检查前排完粪便后，停服影响胃肠道的药物，然后服用标志物——直径3毫米小钢珠20颗，分别于24小时、48小时、72小时透视/拍X片观察，正常为72小时应排出标志物总数80%以上，<80%者为欠佳，<60%者为迟缓，<40%者为极差。该项检查常受环境、生活习惯、精神及内分泌因素影响，可出现假阳性或假阴性的结果，故在检查期间务必使患者保持平时的生活、工作及饮食习惯；同时检查不应以1次做最后结论，必须进行2次或多次检查，从而为临床治疗的选择提供可靠的依据。

（4）肛门直肠压力测定：显示用力排便时肛门外括约肌呈矛盾性收缩，或直肠壁的感觉阈值异常。

（5）排粪造影检查：排粪造影能对直肠肛门部的功能性和器质性病变做出明确的诊断，为临床治疗提供可靠依据，特别是对功能性出口梗阻所致的长期顽固性便秘患者的诊断，明显优于普通钡灌肠和内镜检查。

治疗混合型便秘，要同时解决慢传输的问题和出口梗阻的问题。具体治疗见如何治疗慢传输型便秘和如何治疗出口梗阻型便秘。

4 什么是肠易激综合征便秘

肠易激综合征（irritable bowel syndrome，IBS）是一种常见的功能性肠病，以腹痛或腹部不适为主要症状，排便后可改善，常伴有排便习惯改变。女性发病率高于男性，本病可发生于任何年龄段，但以青壮年为多，尤其以脑力劳动者多见。按照其症状特点，肠易激综合征分为腹泻型、便秘型、混合型和不定型4个亚型。

（1）便秘型肠易激综合征主要临床表现：①腹痛或腹部不适，疼痛性质多样，程度各异，最近3个月内每月发作至少3天，多见于左下腹部，可伴腹胀，进餐后出现，排便后缓解。②排便异常发作时伴有排便频率减少，每周＜3次，粪质干硬、量少，表面可附有黏液，或伴排便费力或不尽感。早期多为间断性，后期多为持续性，严重者甚至需要长期依赖泻药。③其他症状可有上消化道症状，如烧心、早饱、恶心、呕吐等，也可有其他系统症状，如疲乏、背痛、心悸、呼吸不畅感、尿频、尿急、性功能障碍等。④症状特点为起病缓慢，间歇性发作，不具有特异性，症状的出现或加重常与精神因素或应激状态有关，白天明显，夜间睡眠后减轻。

（2）临床体征：腹部查体一般无特殊体征，部分患者可出现左下腹、脐周轻压痛，无反跳痛，部分患者肛门指检感觉肛门括约肌张力增高，痛感明显；某些患者可有心动过速、血压高等征象。

肠易激综合征为功能性疾病，故其诊断应进行相关检查以明确排除器质性疾病。可进行以下检查：

●粪便检查包括粪便白细胞、红细胞、隐血试验、寄生虫、粪便细胞培养等。

●结肠镜或钡剂灌肠 X 线检查对新近出现症状或症状逐步加重、近期症状与以往发作形式有不同、有结直肠癌家族史、年龄≥40 岁者建议常规行结肠镜或钡剂灌肠 X 线检查。

●腹部 B 超或 CT 检查可排除其他腹部器质性病变。

●结肠传输试验随标准餐顿服不透 X 线的标记物,根据标记物的分布计算结肠传输时间和排出率,判断是否存在结肠传输延缓、排便障碍。

●肛门直肠测压能评估肛门直肠动力和感觉功能,监测用力排便时盆底肌有无不协调收缩、是否存在直肠压力上升不足、是否缺乏肛门直肠抑制反射、直肠感觉阈值有无变化等。对难治性便秘患者,可行 24 小时结肠压力监测,如结肠缺乏特异性推进性收缩波、结肠对睡醒和进餐缺乏反应,则有助于结肠无力的诊断。

●其他检查,如血常规、肝肾功能、血糖、血沉、反应蛋白等,可了解患者全身状况,排除其他重大疾病。

●便秘型肠易激综合征患者常伴睡眠障碍、焦虑抑郁情绪,建议可早期对其进行精神心理、睡眠状态和社会支持情况的评估,以分析判断心理异常与便秘的因果关系。

肠易激综合征是一种功能性的肠道疾病,其发病机制复杂,涉及的范围较广,尚没有一种能够完全解释其病因病机的理论,因而治疗效果不理想。治疗便秘型肠易激综合征主要目的是消除患者顾虑,改善症状,提高生活质量。其治疗原则应建立在良好的医患关系上。对患者进行健康宣传教育、安慰,建立良好关系是有效而经济的治疗方法,也是使所有治疗方法得以有效实施的基础。其次要注意实施个体化治疗。对于轻度的患者,健康宣传教育的同时,应配合增加膳食纤维、运动量及增加饮水量等,以减轻患者的胃肠功能紊乱症状。中度的患者可加服渗透性轻泻剂及解痉药。而对于重度的患者,必要时可服用抗抑郁药、心理和行为治疗。治疗措施的个体化和综合治疗,能有效提高临床疗效。

附：便秘的临床症状疗效评价标准

（1）参考国际慢性便秘症状评分，参与便秘病（便秘—结肠慢传输型）疗效评价的主要症状包括：排便频率、粪便性状、使用泻剂、腹胀和每次排便时间等。分别观察治疗前后主要症状记分变化（表1）。

表1　症状评价指标

指标	计分方法
排便频率 （指自然排便）	1～2日1次（0分） 1周排便2次（1分） 1周排便1次（2分） 1周以上排便1次（3分） 不借助药物无法自行排便（4分）
粪便性状* （指自然排便）	成条且光软（0分） 成条有裂纹（1分） 硬块但成条（2分） 硬块呈球状散在（3分）
使用泻剂	无（0分） 偶尔（1分） 经常（2分） 长期（3分） 使用失效（4分）
腹胀	无（0分） 患者主观感觉（1分） 医生客观察觉（2分） 严重导致恶心或呕吐（3分）
每次排便时间	1～10分钟（0分） 11～20分钟（1分） 20分钟以上（2分）

说明:①本症状评分表计 0～16 分,正常为 0 分,1～5 分为轻度,6～10 分为中度,11～16 分为重度,治疗前后比较积分。

② * 粪便性状:采用 Bristol 分类法,表中分值 0、1、2、3 分分别对应下图性状 4、性状 3、性状 2 和性状 1。

性状 1	性状 2	性状 3	性状 4	性状 5	性状 6	性状 7
硬块且散在	硬块但成条	呈条有裂纹	成条且光软	软胶状便	糊状便	稀或水样便

③参照《中药新药临床研究指导原则》的疗效评定标准,采用尼莫地平法计算:

临床痊愈:患者自然排便,粪便质地柔软,每周>2 次,治疗后积分 0～1 分。

显效:患者多能自然排便,偶用泻药,排便频率、粪便质地、腹胀等症状较治疗前明显改善,治疗后积分 2～5 分。

有效:患者排便频率、粪便质地、腹胀等症状较治疗前好转,泻药使用较治疗前减少,治疗后积分 6～10 分。

无效:患者排便频率、粪便质地、腹胀等症状较治疗前无明显改善,治疗后积分 11～16 分。

(2)影像学评价:治疗前后结肠传输试验情况。

(3)生活质量评价:比较治疗前后便秘患者生活质量自评量表问卷(PAC－QOL)情况(表 2)。

表 2　便秘患者生活质量自评量表 PAC－QOL

以下所设计的问题是要了解过去 2 周内便秘对你的日常生活中所造成的影响。每一道问题只能选择一个答案。

以下问题是有关你症状的严重性,在过去 2 周内,你在多大程度上……	完全没有 0	有一点 1	中等程度 2	相当大 3	极大 4
1. 感到肚子胀	☐	☐	☐	☐	☐
2. 因为便秘而感到身体沉重	☐	☐	☐	☐	☐

下列几个问题是有关便秘对你日常生活的影响。在过去 2 周内,你有多少时候……	没有时候 0	少部分时候 1	部分时候 2	大部分时候 3	所有时候 4
3. 感到身体不舒服	□	□	□	□	□
4. 想要排便却排不出来	□	□	□	□	□
5. 不好意思跟其他人在一起	□	□	□	□	□
6. 因不能排便而越吃越少	□	□	□	□	□
接下来几个问题是有关便秘对你日常生活的影响。在过去 2 周内,你在多大程度上……	完全没有 0	有一点 1	中等程度 2	相当大 3	极大 4
7. 不得不仔细选择你所吃的东西	□	□	□	□	□
8. 感到胃口下降	□	□	□	□	□
9. 因为无法选择你所吃的东西而担心(比如在朋友的家)	□	□	□	□	□
10. 当你外出时,因为占用厕所那么久而感到难为情	□	□	□	□	□
11. 当你外出时,因为经常去厕所而感到难为情	□	□	□	□	□
12. 因为不得不更改日常生活规律而担心(例如:旅行、出外等)	□	□	□	□	□
下列几个问题是关于你的感受。在过去 2 周内,你有多少时候……	没有时候 0	少部分时候 1	部分时候 2	大部分时候 3	所有时候 4
13. 因为你的状况而感到易发脾气	□	□	□	□	□
14. 因为你的状况而感到心烦意乱	□	□	□	□	□
15. 觉得被你的状况所困扰	□	□	□	□	□

34

下列几个问题是关于你的感受。在过去 2 周内,你有多少时候……	没有时候 0	少部分时候 1	部分时候 2	大部分时候 3	所有时候 4
16. 因你的状况而感到压力	☐	☐	☐	☐	☐
17. 因你的状况而感到更没有自信	☐	☐	☐	☐	☐
18. 感到你的状况在控制之中	☐	☐	☐	☐	☐
接下来几个问题是关于你的感受。在过去 2 周内,你在多大程度上……	完全没有 0	一点 1	中等程度 2	相当大 3	极大 4
19. 因不知何时能够排便而担心	☐	☐	☐	☐	☐
20. 因想要排便时却排不出而担心	☐	☐	☐	☐	☐
21. 因无法排便而感到越来越烦恼	☐	☐	☐	☐	☐
下列几个问题是有关你日常生活中的便秘问题。在过去 2 周内,你有多少时候……	没有时候 0	少部分时候 1	部分时候 2	大部分时候 3	所有时候 4
22. 害怕你的状况会更糟	☐	☐	☐	☐	☐
23. 感到身体运作不正常	☐	☐	☐	☐	☐
24. 排泄粪便的次数比你所想的还少	☐	☐	☐	☐	☐
接下来几个问题是关于你的满意程度。在过去 2 周内,你在多大程度上……	完全没有 0	一点 1	中等程度 2	相当大 3	极大 4
25. 对自己的排便间隔期感到满意	☐	☐	☐	☐	☐
26. 对你排便的规律性感到满意	☐	☐	☐	☐	☐
27. 对你排便的功能感到满意	☐	☐	☐	☐	☐
28. 对你的治疗感到满意	☐	☐	☐	☐	☐

便秘的并发症

"便秘经常发生,会发生其他的疾病吗?"这是便秘患者经常想咨询的问题。便秘对于不同年龄、不同人群有着不同的影响,下面谈谈便秘的并发症。

1 便秘为什么会并发心脑血管疾病呢

便秘影响的不仅仅是平时的起居生活,它还是多种心脑血管疾病的诱发因素,比如脑血栓、脑出血、心肌梗死等。人在排便的时候会腹部用力,使腹压升高,然后导致血压升高,这时,如果人的血压本身就偏高,动脉管腔中原来形成的斑块就会在双重压力作用下,移动到脑血管较细的地方堵塞血管,形成血栓。老年人的血管都有一定程度的硬化,本身易出现脑血管破裂问题,便秘时用力过大,血压升高,更增加了血管破裂的可能性。便秘诱发出血性脑卒中的可能性更大一些。

另外,便秘还是心血管疾病,如心肌梗死的诱发因素。排便用力使血压升高后,心肌用力收缩,可能造成冠状动脉供血不足,导致心肌梗死。对高血压、冠心病的患者来说,便秘是十分危险的,这些患者经常是在排便时突发脑血管意外,冠心病加重,甚至死亡。

2 便秘还会并发老年痴呆症吗

长期便秘时肠内的有害物质可能干扰大脑功能,突出表现是记忆力下降、注意力分散、思维迟钝等。老年便秘患者由于不能正常排除体内有毒物质,久而久之,体内就会积累大量有毒物质。当人们体内的有毒物质积累到一定程度超过肝脏解毒能力时,有毒物质就会随着血液循环慢慢进入大脑,损害人们的中枢神经系统,成为催化老年智力下降的罪魁祸首。

3 便秘为什么能并发肛周疾病

便秘患者排便时,由于过度用力使肛管黏膜向外凸出,静脉回流不畅,久而久之形成痔疮。粪便划破肛管,形成溃疡与创口,就会形成肛裂。因为便秘,排便困难、粪便干燥,可直接引起或加重肛门直肠疾患。较硬的粪块阻塞肠腔使肠腔狭窄及压迫盆腔周围结构,阻碍了结肠蠕动,使直肠或结肠受压而造成血液循环障碍,还可形成粪性溃疡,严重者可引起肠穿孔。也可发生结肠憩室、肠梗阻、胃肠神经功能紊乱等。

4 便秘可以并发肠癌吗

长期便秘,可使肠道细菌发酵而产生的致癌物质刺激肠黏膜上皮细胞,导致异形增生,易诱发癌变。

5 便秘会并发哪些肝脏疾病

食物进入胃肠道后,经过各种消化酶和肠道细菌作用,分解、发酵、吸收,通过门静脉到达肝脏进行加工,合成人体需要的各种物质,同时将无用的有害物质,如内毒素、硫醇、短链氨基酸、吲哚等进行解毒。如果患者长期处于便秘状态,细菌在肠道内大量繁殖,内毒素生成增加,毒性物质增多,可加重肝脏负担,损害肝功能。同时进入血液循环中的毒性物质也会增多,毒性物质通过血脑屏障进入大脑,对于大脑组织造成损害,可以出现肝性脑病,如行为异常、反应迟钝、躁动、谵语等。

6 便秘会并发女性月经紊乱吗

便秘会引起一些女性月经紊乱,子宫位置不正。这是因为直肠内粪便过度充盈,子宫颈被向前推移,而子宫体则向后倾斜。如果长时间反复发生子宫后倾,阔韧带内的静脉就会受压而不畅通。因此,子宫壁也会发生充血,并且失去弹性,进而,使子宫长久保持在后倾位置,发生骶部疼痛、腰痛、月经紊乱,经期肛门、直肠坠胀等。

长期便秘的女性,肠道内可产生一种不正常的化学物质,可以干扰下丘脑—垂体—卵巢这一系统的功能,妨碍排卵,从而降低生育机会。

7 长期便秘会并发面部色斑吗

长期便秘使肝脏的负担加重,体内毒素得不到及时的排出,这样会使机体内分泌系统功能失常,激素代谢失调,从而导致面部色素不正常沉着,出现黄褐斑、皮肤变黑等。毒素被肠道反复吸收,导致皮肤粗糙、毛孔扩张、褐斑、痤疮、细小皱纹等,扼杀美丽。

8 长期便秘还会并发心理障碍疾病吗

便秘可不仅仅是排便比较费劲那么简单,它还会带给便秘者心理负担,甚至导致患者心理障碍,有的患者在就诊时甚至因此说出了"活着没劲"的话,长期便秘者一般都会出现抑郁、焦躁不安、孤僻等现象,严重的便秘患者会引发抑郁症、精神病、神经性厌食等精神障碍。

中医治疗便秘

1 便秘的中药疗法有哪些

祖国医学经过几千年的发展,对便秘有很系统的认识与了解。《黄帝内经》称便秘为"后不利""大便难";《素问·灵兰秘典论》曰:"大肠者,传导之官,变化出焉。"宋代《圣济总录·卷第九十七·大便秘涩》指出:"大便秘涩,盖非一证,皆荣卫不调,阴阳之气相持也。"那么,便秘的治疗又有哪些呢? 首先让我们了解一下祖国医学对便秘的分型有哪些,以及它们的治疗方法。

(1)热秘:热秘患者一般大便干结,腹部胀满,面红身热,心烦口干或口舌生疮,小便短赤。舌质红,苔黄或燥,脉滑实。

热秘有个热字,需要清除内热,以达到平衡的状态,中医治法宜清热润肠。主方是张仲景《伤寒论》中的麻子仁丸加减。中成药一般有麻仁软胶囊、上清丸、牛黄解毒片等。

单方验方:大黄 6 克,麻油 20 毫升。先将大黄研末,与麻油合匀,以温开水冲服。每天 1 剂。

(2)冷秘:冷秘患者一般大便秘结,难以排出,腹中冷痛,四肢不温。舌质淡苔白,脉沉涩。冷秘有个冷字,需要以温热平衡冷,中医冷秘治法宜温通开秘。主方是张介宾《景岳全书》中的济川煎加减。中成药一般有半硫丸,每天 1.5～3 克,每天 1～2 次。

单方验方:冷秘方(魏龙骧验方)。方为白术 60 克,肉桂 3 克,厚朴 6 克,生地黄 10 克,升麻 5 克。水煎服。

（3）气滞秘：气滞秘患者一般欲便不得，胁腹胀痛，嗳气频作，便少。舌苔薄白，脉弦。气滞秘，是气停滞不行而便秘，需要让气顺，以达到平衡的状态，中医气滞秘治法宜顺气行滞。主方选王肯堂《证治准绳》六磨汤加减。方为沉香 10 克，木香 10 克，槟榔 15 克，乌药 12 克，枳实 12 克，大黄 10 克，柴胡 9 克。水煎服。若气郁化火者，可加栀子 12 克、牡丹皮 10 克。中成药一般有麻仁丸，每次 1 丸，每天 2 次。

单方验方：气秘方（黄文东验方）。方为大腹皮 12 克，青皮、陈皮各 6 克，生枳壳、乌药、青橘叶、玉竹各 9 克，生何首乌 15 克。水煎服。

（4）气虚秘：气虚秘患者一般大便不畅，临厕无力努责，责则汗出气短，便后疲乏，面色发白。舌淡，苔薄白，脉弱。气虚秘，是气的不足而便秘，中医治法宜益气润肠。主方选尤在泾《金匮翼》黄芪汤加减。方为黄芪 20 克，陈皮 10 克，党参 18 克，当归 12 克，火麻仁 30 克，炙甘草 6 克。水煎服。中成药有便秘通，补中益气丸，每次 9 克，每天 3 次。

单方验方：双术汤（岑鹤龄验方）。方为白术、苍术各 30 克，枳壳 10 克，肉苁蓉 20 克。水煎服。

（5）血虚秘：血虚秘的症状是大便干结，面色萎黄无华，头晕，心悸，舌淡，脉细。血虚秘，是因血不足造成便秘，中医治法宜养血润燥。主方选沈金鳌《沈氏尊生书》的润肠丸。方用当归 12 克，生地黄 20 克，火麻仁 30 克，肉苁蓉 18 克，何首乌 20 克，桃仁、枳壳各 10 克。水煎服。中成药一般有润肠丸、桑葚子膏等。

单方验方：首乌润便散（申田英《陕西中医》1989 年 7 月）。方为何首乌、胡桃仁、黑芝麻各 60 克，共为细末，每次服 10 克，每天 3 次。

（6）阴虚便秘：阴虚便秘患者症状是大便干结，如羊屎状，形体消瘦，头晕耳鸣，心烦失眠，潮热盗汗，腰酸膝软，舌红少苔，脉细数。阴虚便秘，多因津亏肠燥引起。中医治法宜滋阴润肠通便。主方当选用吴鞠通《温病条辨》的增液汤。方为玄参 30 克，麦冬 20 克，生地黄 20 克，水煎服，中成药可选用六味地黄丸，每次 9 克，每天 3 次。

2 祖国医学的其他疗法有哪些

祖国传统医学除中药汤药外，还有许多方法可以治疗便秘，主要的方法有以下几种：针灸、耳穴、推拿、刮痧、太极拳等，我们可以根据自身情况选择。

（1）温暖你的腹部——热敷疗法：脐也称脐眼，中医称脐为先天之本，脐部为神阙穴，脐通百脉，脐与五脏六腑、十二经脉、奇经八脉有着密切联系，通过脐部用药可达到治病的目的，脐疗用药多为散剂或膏剂。葱白适量，用醋炒葱白至极热，布包熨脐部，凉后再炒再熨，可起到温散寒结、温运通便的作用，主要用于阴寒积滞及阳虚型便秘。

（2）开启体内的天然"药铺"——针灸疗法：针灸的疗法以调理肠胃，行滞通便。以足阳明、手少阳经穴为主。选天枢、支沟、水道、归来、丰隆，配穴热秘者加合谷、内庭；气秘者加太冲、中脘；气虚者加脾俞、气海；血虚者加足三里、三阴交；阳虚者加神阙、关元。主穴用毫针泻法，配穴按虚补实泻法，神阙、关元用灸法。天枢乃大肠募穴，疏通大肠腑气，腑气通则大肠传导功能复常。支沟宣通三焦气机，三焦之气通畅，则肠腑通调。水道、归来、丰隆，可调理脾胃，行滞通腑。

（3）耳朵是你健康的源泉——耳穴压豆疗法：治疗时，在耳部找准相应的反射区，如大肠、肺、三焦、内分泌。气虚者加脾，消化不良者加胃，年高体虚者加肾。将王不留行籽用纸胶布准确贴在各反射区的最敏感点，每天自己按压15～20分钟，以痛为度。每次贴一耳，1周后换贴另一耳，两耳轮流。10周为1个疗程，治疗期间禁止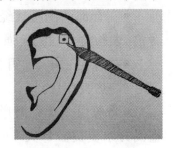服用任何泻药。另外，在便秘突发时，以指甲尖端用力按压大肠反射区，以刺痛为度，效果也不错。

（4）刮痧治疗：便秘也可以采用刮痧疗法，效果也是不错的。

选穴：头部为全息穴区，额顶带中1/3、额顶带后1/3。背部为膀胱经，双侧大肠俞。腹部为胃经，双侧天枢。脾经，双侧腹结。上肢为三焦经，双侧支沟。大肠经，双侧手三里。下肢为胃经，双侧足三里至上巨虚。

（5）点穴疗法：便秘还能用点穴疗法，点穴疗法可以调理肠胃，有助于通便。

选穴：太渊（补）、合谷（泻）、承山（泻）、照海（补）。再配以足三里

（补）、中脘（泻）、气海（补），调理肠胃，以助通秘之效。如实热便秘，照海穴改为泻法，加天枢（泻）。每穴自上而下、缓慢进行平揉、压放各100 次。阴虚便秘者，手法速度宜慢不宜快，宜轻不宜重。实结者，手法应缓而重，腹部酌情加以摩擦或振颤。

（6）推拿按摩：是一种简便易行的通便方法，主要适用于功能性便秘，治疗部位以腹部为主，背部为辅。可在晚上临睡前或清晨起床前进行顺时针揉腹。按摩可自行操作，推拿则应由专门医师操作。

●患者仰卧，医者在其腹部推拿，先由上腹而下平抹几遍，继之在脐部及其周围用单手掌顺摩、逆摩的方法分别摩动，掌下触及腹腔内有硬物时，摩动缓慢柔和，揉摩时间长，腹内变软后，摩动略快，接着用双手掌在脐周做接力绕圈的摩动若干遍。一点一点地慢慢加力，使肠壁内津液润通，促进肠内粪物排出。每天按摩 1～2 次，每次 10～20分钟。

●先按揉中脘、天枢、大横，每穴 1 分钟，然后以顺时针方向摩腹7～8 分钟，而后斜推小腹两侧 3～5 次。

●在脊部两侧膀胱经俞穴从肝俞推至腰骶往返 5～7 遍，然后按揉肾俞、大肠俞、八髎、长强。

●按揉足三里、三阴交以酸胀为度，每天按摩 3～5 次。

（7）热熨疗法：

●将葱白 250 克捣烂成饼，敷于神阙穴上，上盖厚布一块，用茶壶盛满开水熨烫。每天 1～2 次，每次 30 分钟，至壶冷为度。请注意操作，要防止烫伤。

●用乌桕树皮 500 克，石菖蒲 250 克，共捣烂成泥，酒炒，装入布袋，垫坐身下，热熨肛门，药袋冷即更换。每天 1～2 次，每次 30 分钟。

（8）塞肛疗法：

●取皂荚 6 克，麻油 3 克，面粉 60 克，肥皂 6 克。将皂荚研成细末，与麻油、面粉、肥皂调拌成形，外塞肛门并上下进行滑动。每天2～3 次。

●将萝卜去皮削成如拇指大小，在稍尖端涂上凡士林或油类均可，塞入肛门，稍后即通便。若无萝卜用其他鲜菜梗也可。

便秘的"时髦"疗法

随着科学技术的发展,便秘除了口服药物、手术、针灸按摩等治疗方法外,还出现了大批的先进诊疗机器,以减少人们便秘的痛苦。现在医院常用的有:生物反馈、大肠水疗、灌肠法等。

1 生物反馈疗法是如何治疗便秘的

生物反馈是一种行为疗法,主要有两种,即肛管压力生物反馈疗法和肌电图生物反馈疗法,前者是通过监视肛管压力变化来指导盆底肌训练。后者是利用监视肌电图变化来指导训练,目前肌电图生物反馈疗法应用最为普遍。

生物反馈疗法具体应用是通过肛管压力仪的肌电图,在静息、缩肛、模拟排便三种状态下,指导患者做静息、缩肛、模拟排便动作训练,从而使盆底肌群的活动得以纠正。也就是把一些不易被人体感知的生理和病理性活动(如肛门括约肌痉挛)等信息转化为图像等易于感知的形式,反馈给患者,使其能随时看到自己体内活动的变化情况,并据此有意识地控制自己的活动,增强主观意愿对生理尤其是病理性活动的调控。通过这种"动作—反馈—学习—再动作"的过程,逐步纠正自身的功能障碍。

2 大肠水疗能治疗便秘吗

大肠水疗是用专用生理盐水注入大肠,排便前注入1次,排便后注入1次,每次200～400毫升。在30～40分钟的洗肠过程中,一部分水是流入结肠深处，将长期聚积的废物溶化、稀释。大部分的水是用来推动、刺激结肠肌肉，引起收缩反应，而将稀释的粪便挤出来。这种机制与一般正常大便无异，因为依然是要靠自己的肠蠕动收缩，将废物排出。一定疗程的结肠水疗，除了彻底软化清除布满整个大肠内的硬结大便外，还可以软化清除肠黏膜表面的硬结层，恢复肠黏膜的分泌，促进结肠的蠕动，从而恢复正常排便功能，达到彻底的治疗目的。

3 地尔水洗机为什么能治疗便秘呢

地尔水洗机是电子自动马桶与肠道水疗仪的完美结合，不但可以冲洗、按摩臀部，而且可以灌洗直肠，其独创的温水坐圈专利，不必通电的暖暖坐垫圈，强劲的温水通便功能，既可以按摩肛门周围穴位，帮助排便，又可以润滑、软化和分解干燥、结块的粪便，让便秘患者在家里轻松按个按键就可以完成灌洗直肠（非接触式），帮助便秘患者解决痛苦。

4 灌肠法也可以治疗便秘吗

灌肠法治疗便秘是采用甘油或温肥皂水，通过插入肛门、直肠的肛管直接将灌肠液注入肠腔，对干结的大便起到软化和润滑的作用。同时，灌肠也可用于帮助生物反馈治疗的便秘患者，因为在建立这种排便行为之前，必须先将肛管直肠内的粪块去除。灌肠法主要用于急性便秘（如急性粪块嵌塞）者，也可用于某些便秘的早期治疗，以帮助患者重新建立直肠排便反射。对于经饮食、运动、口服通便药等治疗无效的顽固性便秘，也可使用灌肠法，短时间缓解患者的痛苦。另外，肝硬化合并肝性脑病或有肝性脑病倾向的患者，发生便秘时可用弱酸性液体灌肠，这样可以使肠腔内的 pH 降低，氨吸收减少，有利于肝性脑病的防治。对于便秘患者自己灌肠这样的行为，专家们并不赞成。不管是到医院灌肠还是自行灌肠，一旦过于频繁，会让身体造成依赖。特别是自行灌肠，如果操作不当，还会造成伤害肛管、直肠并引发感染。

5 红外线凝结疗法如何治疗便秘

本疗法是用红外线局部照射使其蛋白变性,达到瘢痕挛缩、固定的作用。多用于治疗直肠脱垂,具体操作在肛门镜下进行,在齿线上直肠黏膜做点状散在照射(前位正中不宜照射),照射时间为 1.5~2 秒,不宜过长,也不宜过短。

6 埋磁疗法能治疗便秘吗

埋磁疗法:取穴为结肠、直肠、迷走或交感。方法可用磁块贴敷耳垂背侧,不定时做压穴动作,可贴敷单侧,每 3 天更换 1 次,或两侧同时贴敷,每贴 3 天后停贴 1 天,再做第 2 次贴敷。按耳郭不同部位的形态和大小,分别制作相应大小的磁块,约厚 3 毫米,充磁后表面磁场强度为 500×10^{-4} 特,将磁块放置于耳郭的相应部位,每次可放一侧或两侧同时按放,用胶布固定即可,每天 1 次,10 次为 1 个疗程。

正确选择通便药

很多便秘患者常常因为便秘痛苦，又不愿去就医，而在家自行服用通便药，以解一时之痛。那么，通便药真的好吗？通便药有哪种？长期服用对人体有没有伤害？下面就这些问题进行解释。

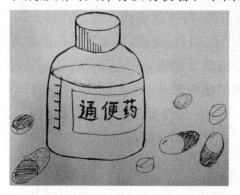

首先应该指出的是便秘口服通便药，这是多数患者最常采取的治疗方法，而无论是哪种类型的药物，均为泻药，对便秘的治疗只能是解"燃眉之急"，选择药物应以少毒、少副作用及药物依赖性小为原则。常用的泻药分为五类：一是容积性导泻药（膨胀性）；二是刺激性导泻药；三是渗透性导泻药；四是胃肠动力剂；五是润滑性导泻药。不同的泻药会有不同的疗效。

1 什么是容积性导泻药

容积性导泻药（膨胀性）：纤维制剂的代表药物是麦麸、果蔬纤维等纯纤维制剂，其作用部位为胃、小肠、大肠。这类药物含亲水胶质及不消化的植物纤维，在肠内仅很少的部分被吸收，未消化的部分是亲水性的，吸收膨胀形成胶状，使大肠内容积增大，变软且富含水分。肠腔容积增大后刺激肠壁，反射性增加肠蠕动，缩短大肠运转时间，排出量大、成形、软的胶状便。使用该类药物的优点是安全、温和，适用于慢性便秘。但也有一定缺点，作用缓慢、疗效不确切、剂量大、胀气、会影响营养物质的吸收。

2 容积性导泻药常用的有哪些

(1)恺司尔(欧车前亲水胶散剂):

主治功效:功能性便秘、肠易激综合征、疼痛性憩室病、高胆固醇血症、非特异性腹泻、糖尿病及肛肠手术后的辅助治疗。

用法用量:成人每次1包,每天1～3次。6～12岁儿童为成人的一半,6岁以下儿童请遵医嘱。将恺司尔倒入杯中,加入200毫升凉水或温水,搅拌均匀,尽快喝下,如混合液太稠,补加适量水搅匀后服。

不良反应:偶有轻微的腹胀、恶心,从小剂量开始可避免,坚持服用可消失。

禁忌证:①对本药过敏者。②原因不明的腹痛患者。③肠梗阻患者。④结肠手术患者。⑤胃肠出血患者。⑥有粪便阻塞史者。⑦吞咽困难患者。⑧炎症性肠道病变患者。

(2)磷酸钠盐灌肠液:

主治功效:解除偶然性便秘,直肠检查前灌肠清洁肠道。

用法用量:成人及12岁以上儿童每天1瓶,1次性使用;2岁以下儿童禁用;2～11岁儿童应使用儿童用辉力开塞露。

不良反应:本品在成人及2岁以上儿童身上单剂量(正常剂量)使用是非常安全的,没有不良反应。如果过量使用可能会导致低钙血症、高磷酸盐血症、高钠血症、脱水以及酸中毒。

(3)葡甘聚糖胶囊:

主治功效:本品用于习惯性便秘,老年性便秘,也可用于防治高脂血症,糖尿病。

用法用量:口服,成人1次2～4粒,每天3次。儿童1次1～2粒,每天3次,首次剂量可加倍;见效后,维持剂量每天3～6粒,可1次顿服;均空腹服用,并以温水150毫升送服。糖尿病、高脂血症1次3～4粒,每天3次,空腹服用。

化学成分:本品主要成分为葡甘聚糖。

不良反应:部分患者有口渴感,可多饮水;大多数患者都有轻微腹胀,可继续服药,排便后自行消失。

(4)畅乐(无水硫酸钠肠溶胶囊):

主治功效:①由于日常生活改变而继发的便秘。②饮食不当或饮食成分改变引起的便秘(如食物中缺少维生素)。③肛门疾患所致的继发性便秘(如痔、肛裂、肛瘘)。④强制性卧床所致的继发性便秘。⑤因服用某些药物所致的便秘。

用法用量:口服1次5粒,每天1～3次,第一次服药后在6～12小时内排出大便,不再用药,如果服药后第12小时未排出大便,追服1次5粒,追服后第6小时仍未排便,可再追服1次5粒。

不良反应:本品尚未见不良反应。

(5)非比麸(小麦纤维素颗粒):

主治功效:便秘;作为肠激惹、憩室病、肛裂和痔疮等伴发的便秘的辅助治疗,也可用于手术后软化大便。

用法用量:成人每次3.5克(1次1包),1天2～4次;至少1周,之后逐渐减量至每天2次或1次,每天清晨都要服药。6个月以上儿童每次1.75克(1次半包),1天1～2次,至少1周;之后逐渐减量至每天1次,每天清晨都应服药。非比麸可加入食物或饮料中服用,如汤、粥、牛奶、果汁等。每次用200毫升左右的液体一起服用可达最佳效果。

不良反应:少数患者服用非比麸后可能出现腹胀和肠鸣,但很快减轻,并在1～2周消失。

(6)开仕(羧甲纤维素钠颗粒):

主治功效:本品用于轻、中度便秘的治疗。

用法用量:本品口服,成人1次2克,每天3次,以温开水1杯(约240毫升)冲服。

不良反应:剂量过大可能引起腹部不适,胃肠胀气,厌食,恶心,呕吐及腹泻。

3　什么是刺激性导泻药

刺激性导泻药的代表药物:①蒽醌类,如番泻叶、大黄、芦荟、决明子。②联苯酚类(酚酞),如果导片。其作用部位以大肠为主,部分作用于小肠。使用该类药物的优点是起效快,适用于急性便秘。缺点是峻泻,副作用大,某些毒性成分在小肠吸收,产生全身不良反应,长期使用可以降低肠壁敏感性,造成肠壁神经元的损害,引起肠肌神经丛变性,导致继发性便秘,切忌长期使用。

4 刺激性导泻药常用的有哪些

(1)酚酞含片:

主治功效:本品用于习惯性顽固性便秘,也可在结肠、直肠内镜检查或被灌肠检查前用作肠道清洗剂。

用法用量:口服。成人1次50～200毫克(1次半片至2片),2～5岁儿童1次15～20毫克;6岁以上儿童1次25～50毫克。用量根据患者情况而增减,睡前服。

不良反应:由酚酞引起的过敏反应临床上罕见,偶能引起皮炎、药疹、瘙痒、灼痛及肠炎、出血倾向等。

(2)蓖麻油:

主治功效:润肠通便。用于肠燥便秘。

用法用量:口服,1次10～20毫升。

不良反应:尚不明确。

(3)大黄叶绿素铜钠胶囊:

主治功效:通便、除臭,并为中老年保健用药。

用法用量:口服,1次2粒,每天2次。

不良反应:尚不明确。

(4)康胃素胶囊:

主治功效:本品为胃肠功能调整剂,能促进消化腺体的分泌和促进消化器官的运动功能,可缓解其功能失调而引起的腹胀、恶心、嗳气和便秘等。

用法用量:口服,1次1～2粒,每天3次。饭前服用,根据年龄、病情可酌情加减或遵医嘱。

不良反应:尚不明确。

（5）口服山梨醇：

主治功效：①消化不良、腹胀、食欲不振、便秘，对顽固性腹胀及老年习惯性便秘疗效尤佳。②替代脂肪餐做胆道造影。③消除肺癌、肝癌晚期腹胀症状。④非黄疸性肝炎的治疗，可使谷丙转氨酶下降，增进食欲，改善机体状况。

用法用量：①治疗消化不良、腹胀、食欲不振，口服 2～4 克/次，每天 3 次。②治疗便秘，1 次 6～10 克或遵医嘱，睡前服。③替代脂肪餐做胆道造影，每次 10 克。

不良反应：本品副作用极小，可长期服用。

（6）比沙可啶栓：

主治功效：本品用于急性便秘、慢性便秘及习惯性便秘。

用法用量：塞入肛门。成人，一次 1 枚（10 毫克），每天 1 次。

不良反应：直肠给药有时有刺激性，引起直肠炎或过度腹泻。

（7）槟榔四消片：

主治功效：清理肠胃，化滞消食，利水消胀。用于停食停水，气滞痰凝，消化不良，倒饱嘈杂，呕恶吞酸，大便秘结。

用法用量：口服，一次 5 片，每天 2～3 次。

不良反应：尚不明确。

（8）大黄通便颗粒：

主治功效：清热通便。用于实热食滞，便秘及湿热型食欲不振。

用法用量：口服，一次 1 袋，每天 1 次，晚睡前开水冲溶口服。

不良反应：尚不明确。

（9）九制大黄丸：

主治功效：本品通便润燥，消食化滞。本品用于胃肠积滞，口渴不休，停食停水，胸热心烦，大便燥结，小便赤黄。

用法用量：口服，1 次 6 克，每天 1 次。

不良反应：尚不明确。

（10）车前番泻颗粒：

主治功效：本品用于急性便秘、慢性便秘。特别是调节长期卧床患者及产后患者的肠功能，同时可以减轻痔疮患者排便时的痛苦。

用法用量：口服。用足够量的水送服，不得咀嚼。12 岁以上儿童及成人每次 5 克,每天 1 次。晚饭后服用,如有必要,可在早餐前重复 1 次。10～12 岁儿童每次 5 克,每天 1 次。

不良反应:①可见咽下困难、异物感、呕吐等,多数是因为患者未用大量水吞服。②治疗初期可有胃肠胀气和膨胀感,继续治疗会自行消失。③可能使尿液颜色改变,不影响继续用药。④长期服用,可出现蛋白尿或血尿;肠黏膜出现色素沉积,停药后消失。⑤罕见胃肠道痉挛及过敏反应。

5 什么是渗透性导泻药

渗透性导泻药可以分为四类:聚乙二醇 4000,代表药是福松;乳果糖,代表药是杜秘克;镁盐,代表药是硫酸镁(灌肠液、口服液、注射液);甘露醇(灌肠液)。其作用部位是小肠、大肠。使用该类药物的优点是矿物盐起效快,适用于急性便秘。此外,乳果糖类也适合于慢性便秘。缺点是峻泻,可造成体内电解质紊乱、口味差、剂量大、胀气,长期服用可产生耐药性,对张力弛缓型(老年)便秘疗效不佳。

6 渗透性导泻药常用的有哪些

(1)乳果糖口服溶液

主治功效:慢性功能性便秘。

用法用量:口服,成人一次 10 毫升,每天 3 次。

不良反应:治疗初始几天可能会有腹胀,通常继续治疗即可消失,当剂量高于推荐治疗剂量时,可能会出现腹痛和腹泻,此时应减少使用剂量。如果长期大剂量服用(通常仅见于 PSE 的治疗),患者可能会因腹泻出现电解质紊乱。

(2)福松(聚乙二醇 4000 散):

主治功效:本品适用于成人便秘的症状治疗。

用法用量:口服,将袋内散剂溶于一大杯水中服用。每天 1～2 袋。

不良反应:本品用量过大时,可能出现腹泻,或引起轻度不适,停药后 24～48 小时可缓解,但可以减少剂量继续治疗。服药期间还可能出现腹部疼痛(胃痛)的症状。

7 什么是胃肠动力剂

胃肠动力剂的代表药物为西沙必利、莫沙必利。其作用部位为胃、小肠、大肠。使用该类药物的优点是定量准确、疗效确切,适用于慢性便秘。缺点是不良反应多,引起心脏毒性。

8 胃肠动力剂常用的有哪些

(1)比沙可啶栓:

主治功效:本品用于急性便秘、慢性便秘及习惯性便秘。

用法用量:塞入肛门。成人,每次 1 枚(10 毫克),每天 1 次。

不良反应:直肠给药有时有刺激性,引起直肠炎或过度腹泻。

(2)六味安消散:

主治功效:和胃健脾,消积导滞,活血止痛。用于脾胃不和、积滞内停所致的胃痛胀满、消化不良、便秘、痛经。

用法用量:口服。每次 1.5～3 克,每天 2～3 次。

不良反应:尚不明确。

(3)润肠宁神膏:

主治功效:滋阴,润肠,安神。用于阴血亏虚证引起的便秘兼见失眠等症。

用法用量:口服。每次 25 克(1 量杯),每天 3 次。1 周为 1 个疗程,或遵医嘱。

不良反应:偶见用药后轻度腹泻,多可自行缓解。

(4)润畅胶囊:

主治功效:滋阴润肠,导滞通便。用于阴津不足或兼有气滞的便秘患者。

用法用量:口服。每次 2～3 粒,每天 2 次。

不良反应:尚不明确。

(5)胆汁槟榔维 B$_1$胶囊:

主治功效:本品用于各种便秘以及由于腹腔炎症、肠粘连、肝胆疾病等的胃肠功能紊乱而引起的腹痛、食欲不振等。

用法用量:口服。每次 2～4 粒,每天 3 次,温开水送服。

不良反应:偶见服用后腹部有轻度疼痛症状。

(6)健儿消食口服液:

主治功效:本品用于健脾益胃,理气消食。本品用于小儿饮食不节损伤脾胃引起的纳呆食少,脘胀腹满,手足心热,自汗乏力,大便不调,以至厌食、恶食。

用法用量:口服,3 岁以内儿童每次 5～10 毫升,3 岁以上儿童每次 10～20 毫升;每天 2 次,用时摇匀。

不良反应:尚不明确。

9 什么是润滑性导泻药

润滑性导泻药的代表药物为甘油、石蜡、蜂蜜。其作用部位为胃、小肠、大肠。这类油剂口服不被吸收,而且会妨碍水分吸收,对肠壁和粪便起单纯润滑作用,服用后可随大便排出体外。使用该类药物的优点是安全、温和,对顽固性便秘、粪便干结、排出无力的老年体弱者最为适宜。缺点是作用缓慢、疗效不确切、影响营养物质的吸收。长期服用可造成脂溶性维生素 A、维生素 D、维生素 E、维生素 K 的吸收减少。

10 润滑性导泻药常用的有哪些

(1)甘油灌肠剂:

主治功效:润滑性通便药,用于清洁灌肠或便秘。

用法用量:取下帽盖,让少量药液流出滋润管口,插入肛门内(儿童插入 3～7 厘米,成人插入 6～10 厘米)。用手挤压灌肠容器,将药液慢慢注入直肠内,注完后,将注入管缓缓拔出,然后用棉球按住肛门,通常 5～15 分钟可以排便。常用量,清洁灌肠 1 次 110 毫升,重复 2～3

次,便秘 1 次 60 毫升,小儿用量酌减。

不良反应:尚未见有关不良反应报道。

(2)麻仁润肠丸:

主治功效:润肠通便。本品用于肠胃积热,胸腹胀满,大便秘结。

用法用量:口服。每次 1～2 丸,每天 2 次。

不良反应:尚不明确。

(3)导便栓:

主治功效:润肠通便。用于肠燥便秘。

用法用量:直肠给药,便秘时使用,每次 1 粒,或遵医嘱。塞入肛门内约 3 厘米深处为宜。

不良反应:尚不明确。

(4)复方芦荟胶囊:

主治功效:调肝益肾,清热润肠,宁心安神。用于习惯性便秘,大便燥结或因大便数日不通引起的腹胀、腹痛等。

用法用量:口服,每次 1～2 粒,每天 1～2 次。

不良反应:尚不明确。

(5)便秘通:

主治功效:健脾益气,润肠通便,适用于虚性便秘,尤其是脾虚及脾肾两虚型便秘患者。症见:大便秘结,面色无华,腹胀,神疲气短,头晕耳鸣,腰膝酸软。

用法用量:口服。每次 20 毫升,每天早、晚各 1 次。

不良反应:尚不明确。

(6)便乃通茶:

主治功效:润燥通便。适用于年老体弱、产后、术后及小儿等津亏肠燥之虚秘证患者。

用法用量:开水泡服,每次 1 袋,每天 1～2 次。

不良反应:尚不明确。

(7)苁蓉通便口服液:

主治功效:润肠通便。用于老年便秘,产后便秘。

用法用量:口服,每次 1～2 支(10～20 毫升),每天 1 次,睡前或清晨服用。

不良反应:尚不明确。

(8)肠舒通栓:

主治功效:肠道清洁剂。可用于肠镜检查、X线腹部摄片或造影检查前肠道清洁准备。也可用于排便障碍,纤维结肠镜检查前肠道清洁准备,外科、妇科手术前的肠道清洁准备。

用法用量:肛门用药。除去塑料或铝箔包装后,塞入肛门3厘米处,保留20分钟以上,每次1粒,检查前晚和翌晨各用药1次,或遵医嘱。

不良反应:尚不明确。

(9)常通舒颗粒:

主治功效:本品滋阴养血,润肠通便。用于习惯性便秘,老年性便秘及产后便秘。

用法用量:开水冲服,每次20克,每天2~3次。

不良反应:尚不明确。

(10)地榆槐角丸:

主治功效:本品疏风凉血,泻热润燥。用于脏腑实热、大肠火盛所致痔疮、湿热便秘、肛门肿痛。

用法用量:口服。每次1丸,每天2次。

不良反应:尚不明确。

(11)麻仁丸:

主治功效:本品润肠通便。用于肠热津亏所致的便秘,症见大便干结难下、腹部胀满不舒;习惯性便秘见上述证候者。

用法用量:口服。小蜜丸每次9克,每天1~2次。

不良反应:尚不明确。

(12)更衣胶囊:

主治功效:润肠通便。用于病后津液不足,肝火内炽,便秘腹胀。

用法用量:口服,每次3~6粒,每天1~2次,饭前服用。

不良反应:尚不明确。

(13)黄精养阴糖浆:

主治功效:润肺益胃,养阴生津。本品用于肺胃阴虚引起的咽干咳嗽,纳差便秘,神疲乏力。

用法用量：口服，每次 20 毫升，每天 3 次。

不良反应：尚不明确。

（14）富马酸亚铁多库酯钠胶囊：

主治功效：本品用于各种原因引起的慢性失血、营养不良，妊娠、儿童发育期等引起的缺铁性贫血，尤适用于因服铁剂而产生便秘者。

用法用量：口服。每次 1～2 粒，每天 1 次，饭后服用。

不良反应：①可见胃肠道不良反应，如恶心、上腹疼痛。②本品可致排黑便，但不影响用药。

11 长期用泻药要注意些什么

长期用泻药难免对身体产生副作用。滥用便秘药物会有如下几项危害：一是产生习惯性、依赖性；二是产生耐药性，造成胃肠功能紊乱；三是造成低钾，影响心、肾功能。缓泻药、润肠药的作用是针对暂时的便秘，为了解决几天的问题或一次性问题时最常用的方法。如果是慢性便秘，天天排便都要服药则不可取。因为任何服药都是把药物吸收到全身，影响全身的生理功能。用泻药的目的，只是使直肠排便，而药物影响全身是完全不必要的。

手术帮您解决便秘

······ **━━━** ······

大多数便秘患者,经过饮食、药物、运动等综合治疗均可使便秘症状得到改善或消失。只有少数患者,在严格符合手术适应证的情况下,才进行外科手术。便秘患者须到医院查明便秘的原因,根据便秘的类型、患者的具体情况、医生的建议选择不同的手术治疗。

1 手术前要注意什么

便秘患者手术前要注意几点:一是注意不要吃辛辣刺激性食物;二是不要吸烟喝酒;三是要注意适当休息,保持充足的睡眠,预防感冒,调整好精神状态,保持良好的身体状态;四是成年女性必须待月经干净后才能手术。

除入院常规准备外,以下几样东西需要提前准备:几条宽松的内裤,坐浴清洗肛门的坐浴盆以及清洗肛门用的柔软的毛巾或纱布,以备手术后使用。如果有特殊需要医生和护士会提前告知的。

2 手术前如何饮食

一般术前不需禁食者,手术前3天可保持正常的生活与饮食,饮食以清淡、宜消化为主。需禁食者,应按照医生的指导控制饮食。

3 手术前肠道如何清洁

手术前护士会用清洁灌肠的方法清洁肠道,有的医院如果有水疗设备也会使用大肠水疗机清洁肠道。如果手术当天早上患者能够自行排便，且能够排空肠道内的粪便，有的手术术式可能就不用清洁肠道了。

4　手术前术区要准备什么

由医师或护士帮助剃净肛门周围的体毛，用肥皂水洗净肛门部位。医生会安排做好术前检查和其他有关检查，以排除手术禁忌证。同时医生会积极治疗有可能影响手术正常进行和术后恢复的原发疾病，如严重贫血、血小板减少、高血压、糖尿病等。

5　手术前如何用药

肛门直肠疾病手术前一般不需要使用抗生素等药物，但有些手术需从手术前3天开始适当使用抗生素。有高血压等疾病的患者需服降血压药继续治疗，患有感染性疾病时需继续使用必要的抗生素。

6　手术前检查有哪些

一般便秘患者会做以下几项实验室检查：①血常规。②尿常规。③便常规。④肝功能。⑤血糖。⑥肾功能。⑦术前四项。⑧胸部正侧位片。⑨心电图。⑩血凝实验。器械检查会包括：①大肠慢传输试验。②排粪造影。③肛管直肠压力测定。④肛门直肠镜、乙状结肠镜或电子结肠镜。根据每个患者的不同情况，临床医生会选用不同的检查，患者需要早晨空腹来院检查。

7　手术后如何饮食

一般来说，经肛门便秘手术，手术后3天内宜进半流食，以粥、面条等宜消化的食物为主。3天后可正常饮食，多吃新鲜蔬菜，可增加饮食中纤维的摄取量，以扩充粪便体积，促进肠蠕动。保持便条软而成形,以减少对娇嫩创面的刺激和摩擦损伤,必要时可以服一些润肠通便药。不要吃辛辣刺激性食品,以免刺激创口,影响创面愈合。

8 术后疼痛怎么办

一般的疼痛可以用转移法,和患者聊聊天,说说高兴的事情。还可以用适当温度的热水袋热敷也有利于缓解疼痛,但注意不要过热。如果疼痛难忍,就要找值班医生处理了。一般有口服止痛药、注射止痛药、局部外敷止痛软膏、肛入止痛栓等止痛方法。

9 术后生活起居要注意什么

便秘患者手术后除了手术前应该注意的不食辛辣刺激食物,不吸烟喝酒,适当休息,保持充足的睡眠,预防感冒,保持良好的身体状态以外,还要大量饮水,尤其在食用高纤维食品时,每天至少要喝8杯水。特别是晨起喝一杯温开水,对保持肠道清洁通畅、软化粪便大有益处。还要注意肛门部位的清洁和伤口的保护。

出院时,患者手术创面刚愈合,或者未愈合,容易受伤,因此应注意保护。创面刚愈合者要外涂一些油膏,如痔疮膏以保护创面,继续进行坐浴清洗,创面未愈合者要继续换药。另外,大便时不宜用太硬的手纸,加强肛门功能锻炼,并按时随诊。

便秘患者的三餐

饮食对于便秘患者来说是首先要注意的事情,改变饮食习惯,在一定程度上可以改善便秘,甚至不再发生便秘。我们下面就来探讨一下便秘患者舌尖上的秘密。

1 便秘患者如何选择主食

主食尽量选用糙米、小米、玉米、燕麦片,以及全麦或裸麦面包。若食用大米,可添加麸皮或豆类一起食用。可适当增加莲藕、牛蒡、慈姑、甘薯、荸荠、芋头、马铃薯(连皮一起食用)等。精制的谷物、面包、面条等,需要限制食用。

2 便秘患者如何选择蔬菜类

便秘患者每天至少3份蔬菜,其中1份必须是含丰富维生素A的深绿色或深黄色蔬菜。尽量选用含粗纤维多的蔬菜,例如:丝瓜、豇豆、芹菜、四季豆、苦瓜、甘薯叶、毛豆、青椒、南瓜、芥蓝等。宜煮食或炒食,少喝过滤的蔬菜汁。

3 便秘患者如何选择水果类

便秘患者每天至少4份水果,其中1份必须是含丰富维生素C的水果,如橘子、柳丁、番石榴等。选用粗纤维含量多的水果,例如:梨、橘子、苹果、桃、杨梅、菠萝等。过滤的果汁,以及煮过的水果罐头尽量少选用。

4 糖尿病的便秘患者吃点什么好

便秘同时伴有糖尿病的患者,要增加膳食纤维的摄入。每天吃1顿粗粮,多吃蔬菜、海藻类食品。维生素 B_1 能保护胃肠神经和促进肠蠕动,多吃些富含维生素 B_1 的食物,如粗粮、麦麸、豆类、瘦肉等。适当食用萝卜、豆类等产气食物,刺激肠道蠕动,利于排便。推荐芹菜粥,具体做法:芹菜洗净后连叶切,与大米或玉米面煮粥。

5 血脂高的便秘患者吃点什么好

总的原则是选择低胆固醇食物,同时宜减少摄入富含胆固醇食物,能起到降脂的作用,在有降脂作用的食物中宜选择有通便作用的。多吃坚果类,如杏仁、花生等,这类食物含胆固醇低,同时有润肠通便的作用。多吃水果,如苹果、葡萄等可增加纤维素的含量,使大便易成形。多吃海鱼,海鱼含有不饱和脂肪酸,能使胆固醇氧化,从而降低血浆胆固醇。控制脂肪的摄入量,烹调时,选用植物油,粗细搭配。糖尿病便秘患者适宜吃的芹菜粥,血脂高的患者同样适宜。

6 心肌梗死的便秘患者吃点什么好

心肌梗死患者饮食原则上以低热量、低盐、低胆固醇为宜。在饮食上可以多食用蔬菜、水果,如菠菜、芹菜、豆芽、胡萝卜、香蕉、山楂、梨、苹果等。菠菜粥或者芹菜粥富含丰富的纤维素,刺激肠蠕动而通便。便秘较重者,可以使用润肠通便的药物。

7 高血压的便秘患者吃点什么好

高血压的便秘患者饮食同血脂高的患者,同时适宜食用决明子粥,具体做法:炒决明子、白菊花各 15 克,大米 60 克,冰糖适量。将炒决明子和白菊花同煎煮去渣取汁,加入大米煮成粥,加入冰糖适量即可服用。具有清热泻肝、明目通便的作用,尤适于高血压患者的便秘。

8 胃下垂便秘患者吃点什么好

最养胃的是面条。米中含酸多,所以少吃米饭。如果熬粥,少放点苏打进去,对胃有好处。便秘患者应适当增加维生素的摄入,蔬菜、水果富含维生素,胃下垂便秘的患者蔬菜、水果类的食物应该适当食用,蔬菜最好煮得软一点再吃,这样胃会感觉好受一些。蔬菜和水果皮的纤维比较多,也不宜吃太多,不容易消化。

推荐人参麦冬粥,具体做法:人参 6 克(或党参 15 克或太子参 10 克),麦冬 15 克,粳米 50 克,先煎人参、麦冬 30～40 分钟,去渣取汁,再用药汁煮粳米成粥。晨起早餐适量食用。能补中益气、滋阴养胃、润燥通便。尤适宜于胃下垂引起的便秘。

推荐黄芪松子仁粥,具体做法:黄芪 30 克,松子仁 15 克,粳米 50 克。先将黄芪煎 30～40 分钟,去渣取汁,再用药汁煮粳米和松子仁成粥。晨起早餐食用适量。能补中益气、润肠通便。适宜于胃下垂引起的便秘。

9 气虚便秘患者吃点什么好

气虚指疲倦无力、精神不好、不想说话、气短、出汗较多。气虚便秘是气虚伴有便秘症状。饮食宜具有补气、性平味甘或甘温食物,宜吃营养丰富、容易消化的食物,在这些食物中选择具有通便作用的。比如,经常性的周身乏力、腰酸,是肾气虚的表现,可常食栗子、海参等。忌吃破气、耗气食物,如萝卜等。忌食生冷寒凉食物,如冷饮等。忌食油腻、辛辣物,如麻辣香锅等。

推荐芝麻黄芪蜂蜜糊,具体做法:黑芝麻 60 克,黄芪 20 克,蜂蜜适量。将黑芝麻捣烂磨成糊状,煮熟后调蜂蜜,用黄芪煎水去渣冲服。

推荐牛奶粳米粥,具体做法:牛奶 250 克,粳米 100 克,白糖适量。将粳米按常法煮粥,粥成后加入牛奶及白糖调匀,空腹服食。

血虚是由机体失血过多或生血不足所致,常有心悸失眠,面色苍白或萎黄,肢端麻木、爪甲淡白,视力减退,健忘多梦,舌淡苔白,脉细等症状。血虚便秘是指血虚伴有便秘的症状。祖国传统医学认为,血虚证多见于肝、心疾患。因此,补血养肝和补血养心应为血虚患者的主要滋补方法。但是,气虚可导致生血不足,所以在补血的同时应予补气,方可奏效。在这些食物中选择具有通便作用的,还应忌食油腻厚味之口。常用的补血类食物有胡萝卜、桂圆、葡萄、红枣、菠菜、榛子、花生、黄豆、猪心、猪肝、牛肝、牛肉、羊肉、羊肝、羊胫骨和脊骨、鸡肝、牛筋、鹿肉、母鸡肉、鸡蛋黄、活鱼、羊奶、火腿、黄鳝、鲨鱼肉、枸杞叶、红糖、蜂蜜、莲子、小麦等。

补血类食物常与补血、补气、补心类药物配成药膳,以增补血功能。这些药物主要有熟地黄、当归、阿胶、何首乌、白芍、枸杞子、鸡血藤、柏子仁、甘草、五味子、黄芪、人参、党参等。

推荐何首乌粥,具体做法:大枣 3～5 枚,何首乌 30～60 克,粳米100 克,红糖适量。先将何首乌放入砂锅内煎煮后去渣取汁,和粳米、大枣同入砂锅内煮粥,将熟时,放入红糖调味,再煮 1～2 分钟即可。每天 1～2 次。主治血虚便秘者。

推荐桑葚子粥,具体做法:桑葚子 50 克,大米 100 克,红糖适量。先把桑葚子和大米洗净后共入砂锅煮粥,粥熟时加入红糖。每天早、晚服用。尤其适用于产后血虚便秘者。

阴虚又称阴虚火旺,俗称虚火,阴虚之体的主要表现为怕热,易怒,面颊升火,口干咽痛,大便干燥,小便短赤或黄,舌少津液,五心(双手心、双脚心与头顶心)烦热,盗汗,腰酸背痛,梦遗滑精,舌质红,苔薄或光剥,脉细数等。阴虚便秘是指阴虚伴有便秘的症状。进补宜采用补阴、滋阴、养阴等法,在这些食物中选择具有通便作用的。补阴食品有燕窝、百合、黑鱼、海蜇、藕、金针菇、枸杞子、荸荠、生梨等,可经常交替选服。

推荐百合蜂蜜饮,具体做法:百合 50 克,蜂蜜、白糖各适量。百合加水煮至熟透,入蜂蜜、白糖调匀服食。适用于便结如羊粪,手足心热,咽干口燥者。

推荐黑芝麻桃松糊,具体做法:黑芝麻、核桃仁、松子仁各 20 克,蜂蜜适量。共捣烂加蜂蜜调匀,温水送服。

12　阳虚便秘患者吃点什么好

阳虚是指除具有一般气虚症状外,兼有怕冷、四肢不易温暖、小便清长等症。阳虚便秘是指阳虚伴有便秘的症状。饮食调养多食有壮阳作用的食品,如羊肉、狗肉、鹿肉、鸡肉,根据"春夏养阳"的法则,夏日三伏,每伏可食羊肉附子汤 1 次,配合天地阳旺之时,以壮人体之阳。有的人吃肉易便秘,可以在做的时候多加些食用油。

推荐苁蓉羊肉粥,具体做法:肉苁蓉 15 克,羊肉 60 克,大米 100克。先煎肉苁蓉及羊肉,去渣取汁,入米煮粥,调味服食。

推荐狗肉炖大枣,具体做法:狗肉 250 克,大枣 250 克。料酒 1 匙,精盐少许。大枣去皮切块,备用。狗肉洗净切成小块,入锅中加入料酒 1 匙,清水适量,精盐少许,文火煮沸,去浮沫,炖约 1 小时后加入大枣,至烂为度,食用。

13　热秘患者吃点什么好

热秘患者多表现为大便干结,小便短赤,面红心烦或口干、口臭,腹满胀痛。舌质红,苔黄或燥,脉滑实。此型患者应忌食辛辣厚味,因为此类食物多能"助火邪""耗真阴",使津液亏少,大便燥结。辛辣厚味食物有辣椒、姜、羊肉、狗肉、鸡、鱼、酒等,热秘患者均应少吃。此类患者宜多用清凉润滑之物,因为凉能清热,润能通肠,热清肠润则大便通畅。热秘患者吃苹果、梨、黄瓜、苦瓜、萝卜、芹菜、莴苣等都较相宜。

推荐蜜甘蔗汁:蜂蜜、甘蔗汁各 1 杯,搅匀,每天早、晚空腹饮。

14 气滞便秘患者吃点什么好

气滞便秘,是气停滞不行而导致的便秘,多表现为排便困难,欲便不得,嗳气频作,胁腹痞闷,甚则胀痛,大便或干或不干,舌质淡,苔薄白,脉弦。此型患者应忌收敛固涩之品,因为收敛易使气滞不畅,固涩能加重便秘,如白果、莲子、芡实、栗子、石榴等皆应少用。宜用能行气软坚润肠之物,气行则腑气通,肠润则大便畅。如橘子、香蕉、海带、竹笋等可适当多用。

推荐《食医金鉴》中郁李仁粥,适于气秘者,颇有效验。可用郁李仁 10～15 克,粳米 100 克,将郁李仁捣碎,同粳米煮粥,代早餐服食。

15 痔疮出血的便秘患者吃点什么好

除了常规治疗痔疮出血用药外,介绍一款菠菜粥,具体做法:新鲜菠菜 100 克,粳米 100 克。先把菠菜洗净后放沸水中烫半熟,取出切碎,待粳米煮成粥后,再把菠菜放入,拌匀煮沸即可,每天 2 次,连服数天。对痔疮出血的便秘患者有良好疗效。

16 有肛裂的便秘患者吃点什么好

适当多吃些高纤维素和高维生素的食物,如各种新鲜的水果、蔬菜等,但量不能过多,以免大便次数增多,而增加对肛门的刺激或损伤。平常可以吃些银耳羹、凉拌香油黑木耳、桑葚粥、梨粥、香蕉粥、槐花粥等,忌食辛辣刺激的食物,如辣椒、葱、姜、胡椒等。

17 咳喘便秘患者吃点什么好

老年咳喘患者的饮食要清淡,易于消化,饮食不宜过饱、过甜、过咸和过于油腻。不宜进食具有刺激性的食物,如辣椒、大蒜、洋葱等,不宜饮用具有刺激性的饮料,如浓茶、咖啡、酒、可口可乐等。首推蜂

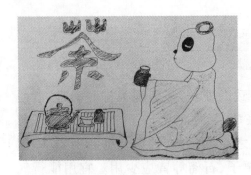

蜜,蜂蜜润肠通便,润肺止咳。

推荐核桃粥,具体做法:核桃肉30～50克,去皮捣烂,粳米50克,加水如常法煮粥,粥熟后把核桃肉加入,调匀,浮起粥油时即可食用。一般早、晚各服1次。核桃肉性味甘温,有壮腰补肾、敛肺定喘、润肠通便的功效。

推荐杏仁粥,具体做法:杏仁10克,粳米50克,冰糖10克,加水按常法煮成粥饮用。具有宣肺化痰、止咳平喘的作用。

18 中老年便秘患者吃点什么好

人到中老年,应更加注意养生保健和锻炼身体,并保持健康心理,结合自己的兴趣爱好,选择一些适宜活动,如习字作画,欣赏音乐等,陶冶情操。注意饮食调节,适当增加高纤维食物及具有润肠通便作用的食物,避免食用辛辣、刺激性食物。药粥是不错的选择。如松子仁米粥可以润肠通便,郁李仁松子仁粥可以解郁润肠通便,黑芝麻核桃仁粥可以补肾润肠通便,每天早晨喝一杯蜂蜜水,可有效预防便秘。

19 长期吃保健品可以帮助排便吗

保健品有的是含有粗纤维的东西,也有一些促进结肠蠕动、促进排便的功能,有选择性地吃一些保健品还是可以的,但是要真正地解决便秘问题,最好到专科医院,找专科医生,做一些饮食上的调整,这样是最好的。

20 儿童便秘的食疗有哪些

儿童因为常常偏食不愿意吃水果、蔬菜,加上没有形成定时排便的习惯,极易导致便秘。所以首先要纠正孩子的偏食习惯,另外,家长也要费点心思,将蔬菜、水果做成各种造型的食物,这样吸引孩子的眼球,孩子就顺利地将水果、蔬菜吃下去了。还有蔬菜粥、水果粥也是不错的选择。

21　膳食纤维如何帮助缓解便秘

有"体内清道夫"之称的膳食纤维是排毒养颜、治疗便秘的良药。膳食纤维有很强的吸水性,吸水后可膨胀数倍,使大便变松变软,同时加速肠道的蠕动,减少体内毒素在肠道内分解和停留的时间,使肌肤保持健康美丽,而且也减少了大肠癌的发生。将膳食纤维按酵解的难易分为三大类,即易于酵解的成分,如低聚糖;酵解较慢的,如树胶;以及难于酵解的,如麦麸。最不易酵解的纤维就最能增加粪便的重量,而最易酵解的膳食纤维使粪便重量增加得最少,但却能影响大肠中细菌的发酵产物和肠腔内的物理性质。

22　便秘患者不宜吃哪些食物

大便秘结应滋润通肠,不应收敛涩肠,莲子收敛作用较强,食用后可使便秘病情加重。此外,山药、山楂、酸枣仁也是具有收涩作用的,故便秘患者不宜吃,吃也要适度。像酒、咖啡、浓茶、辣椒、生姜、大蒜、韭菜、狗肉、羊肉、鸡肉、香菜、芹菜等辛辣温热和能起兴奋作用的食物,会使胃肠燥热内积,津液不布,燥屎结滞,均不宜多食。

不要钱的通便秘诀

‧‧‧‧‧‧‧‧‧‧‧‧‧‧‧‧

肠道是身体的"国防部",肠道健康,身体的免疫力就会提高,不易生病。"便便通畅"是人生的至高享受,持之以恒的运动是有助于排便的,像游泳、慢跑、跳绳、大步走这些体育运动,坚持练习就能起到预防和减缓便秘症状的作用。那么,除了坚持运动,我们还有哪些秘诀可以帮助我们解决便秘?"不要钱的通便药"又有哪些呢?

1 调理饮食能减少大便在肠道停留的时间吗

患者可以根据自己的情况:多食用海藻类、干菜类、芋头类、豆类、干果类等容易吸收水分的食物,如木耳、裙带菜、干燥香菇、豆腐、牛蒡、蒟蒻等,多摄取膳食纤维,多食蔬菜与水果,少吃点心或甜食,避免刺激性食物,可以增加大便的数量,增加大便的体积,从而减少大便在肠道停留的时间。

2 改善肠道环境就能活出健康,活得长寿吗

"身体的平衡状态是流动的",因此我们需要好好维持肠道内环境的稳定。食用酸奶,或一些发酵食品,或一些活菌制剂,可以补充肠道内的益生菌,以促进肠道菌群活性,改善肠道环境。为了维持肠道环境的安定,请规律、均衡地饮食。

3 提肛锻炼是便秘的养生绝招吗

便秘患者可以用提肛锻炼的方法减轻便秘的症状。具体做法：提肛锻炼时要凝神，用力收缩肛门和会阴，持续一两秒钟后放松，有节律地交替进行，反复 30～50 次为 1 组，每天 2～3 组。这种锻炼简便易行，不受环境场地的限制，任何时候都可以进行。持之以恒，会收到好的效果。

4 膈肌锻炼能让肠道通畅吗

长期的膈肌锻炼能让肠道通畅，便秘缓解。具体做法：膈肌锻炼时仰卧或直立，吸气时鼓起腹部，放松肛门和会阴，把气吸足；呼气时收腹，收缩肛门和会阴，把气呼尽，稍停顿后再进行，反复 8～10 次为 1 组，每天 2～3 组。持之以恒，会收到好的效果。

5 腹肌锻炼能提升排便力吗

便秘患者坚持腹肌锻炼，能防止便秘的发生。具体做法：

锻炼腹肌，加强腰力，提升排便力。

仰卧，两腿并拢，两手上举，利用腹肌收缩，两臂向前摆动，迅速成坐姿，上体继续前屈，两手触脚面，低头；然后还原成坐姿。如此连续进行。要持之以恒，循序渐进。

6 按摩腹部能促进排便吗

按摩腹部有几步：一是摩腹，仰卧于床上，用右手或双手叠加按于腹部，按顺时针做环形而有节律的抚摸，力量适度，动作流畅，做 3～5 分钟。二是按揉天枢穴，仰卧于床上，用中指指腹放在同侧的天枢穴上，中指适当用力，顺时针按揉 1 分钟。三是掌揉中脘穴，仰卧于床上，左手的掌心紧贴于中脘穴上，将右手掌心重叠在左手背上，适当用力揉按 1 分钟。四是推肋部,仰卧于床上,两手掌放在体侧,然后用掌根从上向下推两侧肋部,反复做 1 分钟。五是按揉关元穴,卧于床上,用一手中指指腹放在关元穴上,适当用力按揉 1 分钟。六是提拿腹肌,仰卧于床上,两手同时提拿捏腹部肌肉 1 分钟。持之以恒,会收到好的效果。

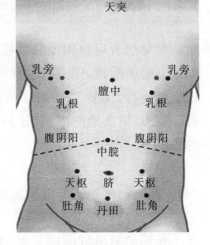

7 按摩腰骶部能促进排便吗

按摩腰骶部有两步:一是推擦腰骶部,坐于床上,两手五指并拢,以掌根贴于同侧的腰骶部,适当用力自上而下地推擦数次,直至腰骶部发热为度。二是按揉肾俞穴,坐于床上,两手叉腰,两拇指按于两侧肾俞穴上,适当用力按揉 1 分钟。持之以恒,会收到好的效果。

8 按摩四肢能促进排便吗

按摩四肢要选准几个穴位:一是按揉合谷穴,以一侧拇指指腹按住合谷穴,轻轻揉动,以酸胀感为宜,每侧 1 分钟,共 2 分钟。合谷穴是全身四大保健穴之一,也是清热止痛的良穴,可以有效缓解因便秘造成的头晕、饮食不振、情绪烦躁、黄褐斑、痤疮和腹痛等症。二是按揉支沟穴,以一侧拇指指腹按住支沟穴,轻轻揉动,以酸胀感为宜,每侧 1 分钟,共 2 分钟。支沟穴是治疗便秘的特效穴。三是按揉足三里穴,坐于床上,两膝关节自然伸直,用拇指指腹按在同侧的足三里穴上,适当用力按揉 1 分钟,感觉酸胀为度。四是按揉三阴交穴,坐于床上,两膝关节自然伸直,用拇指指腹按于同侧的三阴交穴上,适当用力按揉 1 分钟,感觉以酸胀为度。以上的自我按摩法能调理肠胃功能,锻炼腹肌张力,增强体质,尤其适于慢性便秘患者。但必须坚持早、晚各按摩一遍,手法应轻快、灵活,以腹部按摩为主。

9 养成良好的排便习惯是解决便秘最好的方法吗

不要憋便。每天早起定时排便,无便意也要蹲一会儿,但时间不宜过久。天天如此,排泄功能会慢慢唤醒,形成排便的反射,使便秘现象得以改善。

该锻炼一般宜在早餐后进行,模拟排便过程进行排便训练,重建排便机制。方法是争取重建与进餐相联系的刺激反应性排便,即让患者在早餐后5分钟排便训练,模拟排便过程,双手压在腹部,做咳嗽动作,以增加腹压,促进排便。如未能启动排便则在午餐、晚餐后再进行,适当延长时间。直至排便,重建排便机制。

10 如何喝水能改善便秘症状

喝水应该讲究技巧,便秘的人喝水最好是大口、以较快的速度喝温水两大杯,其中一杯可选淡盐水或淡蜂蜜水。让水能够尽快地到达结肠,刺激肠蠕动,改善便秘的症状。如果小口小口地喝水,水流速度慢,水很容易在胃里被吸收,产生小便。丰富的早餐后,再继续饮水直至大肠有便意。

11 作息时间规律有利于缓解便秘吗

有益的作息时间当然是早睡早起,保证8小时充足的睡眠。早上起床后保证有一定的时间培养排便反射。三餐按时、营养合理丰富。只要有这个意识,时刻注意,排便情况一定会改善的,千万不要让身体长时间处于疲劳状态。

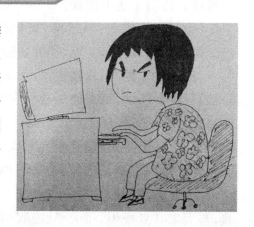

12　便秘的最好治疗方法是放松心态吗

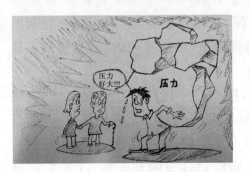

对于便秘切忌心态敏感。有意识地建立排便反射是好的,但过分强调,每次都酝酿必须解出大便就对自己过分严格了。对便秘带来的烦躁、不安要理解,每一个便秘的患者都会遇到压力的,要有正确的认识,积极乐观。消除压力,积极调节工作节奏,工作之余放松心情,多做户外运动;注意饮食,少辛辣;注意休息及睡眠质量。

13　如何用药膳调理便秘

　　(1)蜂蜜甘蔗汁:蜂蜜、甘蔗汁各 1 杯,搅匀,每天早、晚空腹饮。适用于热秘。

　　(2)黄芪玉竹煲兔肉:黄芪、玉竹各 30 克,兔肉适量,加水煮熟,盐调味服食。适用于气虚便秘。

　　(3)首乌大枣粥:何首乌 30 克,大枣 10 枚,冰糖适量,大米 60 克。先将何首乌水煎取药汁,再与大枣、粳米共煮成粥,粥熟入冰糖,溶化后服食。适用于血虚便燥。

　　(4)芝麻核桃粉:黑芝麻、核桃仁各等份,炒熟,研成细末,装于瓶内。每天 1 次,每次 30 克,加蜂蜜适量,温水调服。适用于阳虚冷秘。

　　(5)橘皮蜜糖水:将橘皮洗净,切细丝,加白糖、蜂蜜各适量,煮沸,冷却,每次 1 汤匙,每天服 3 次,可治便秘,经常喝点蜂蜜水,也可解除便秘之苦。

　　(6)银耳大枣汤:银耳 10 克,大枣 15 枚,冰糖适量,加水炖 1 小时后服食。适用于便结难解,头晕心悸,面色苍白者。

　　(7)甘薯粥:甘薯 500 克,大米 200 克。将甘薯洗净后切成片或块状,与大米共煮成粥,每天早、晚服用。有通便之功效。

(8)郁李仁粥:郁李仁 6 克,薏苡仁 30 克。将薏苡仁淘净备用,郁李仁研碎,放入锅中加适量清水,用文火煮至米烂成粥即可。每天 1 次,早餐食用。有润燥滑肠的作用。适用于胃肠气滞,大便燥涩不通。

(9)紫苏麻仁粥:紫苏子、麻子仁各 10～15 克,捣烂如泥,加水慢研,滤汁去渣,再用粳米 100 克煮为稀粥食用。老年人或孕妇产后服用较为适宜。

(10)柏子仁粥:柏子仁 10～15 克,去皮捣烂,加粳米 50～100 克,水适量,煮粥。待粥成后,兑入蜂蜜适量;再稍煮一两沸即可。

(11)冰糖炖香蕉:香蕉 1～2 个,去皮,加冰糖适量,隔水炖服,每天 1～2 次,连服数天。适用痔疮便秘、滴血等。

(12)冰糖杏仁糊:南杏仁 15 克,北杏仁 3 克。清水泡软去皮。大米 60 克,清水泡软,与南杏仁、北杏仁一起捣烂,加清水及冰糖适量煮成稠糊服食。适用于老年人肠燥便秘。

(13)盐水煮花生米治便秘:花生米 50 克,盐 10 克,加水 500 毫升,用文火煮熟,放入冰箱备用。每晚睡前 2.5 小时,口服花生米 25～50 克,连服 7 天即可见效。见效后可酌情减量,继续服用。

(14)马铃薯治便秘:马铃薯 1 个,去皮切碎捣成糊状,冷开水冲服,每天 1 次。

(15)蜂蜜牛奶治便秘:每天晨起后,空腹喝 1 杯蜂蜜牛奶(牛奶 250 克加蜂蜜适量)。

(16)酸奶:每天饭后或饭前 2 小时左右喝一杯酸奶,可治疗便秘。

亲爱的便秘患者,有了这些了解,你们基本上可以初步照顾好自己的肠道了,但必要时还请去看医生,以免便秘进一步加重。